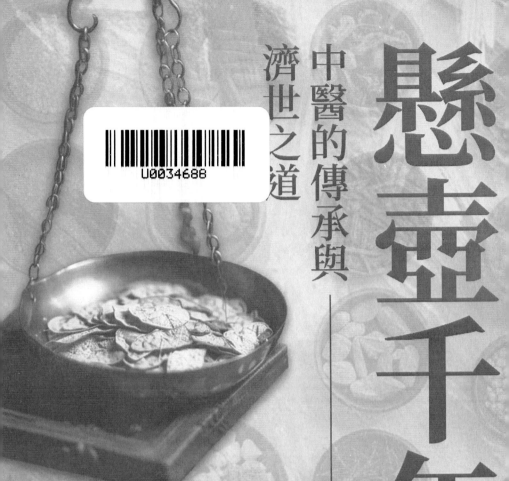

懸壺千年

中醫的傳承與濟世之道

過常寶 著

流傳五千載的古老醫術，
是毫無根據的迷信陋習，
還是蘊含智慧的醫療瑰寶？

把脈、推拿、拔罐、刮痧、針灸……
中醫的原理你都講不出個所以然來，只知道「博大精深」，
究竟是有多玄？中醫如果槓上西醫，又是誰優誰劣？

古今醫路，中醫學的歷史足跡與當代應用
一本書看出「中醫」的神通廣大！

目錄

目錄

第五章　古代名醫

目錄

第一章　中醫文化溯源

第一節　遠紹神農——中醫歷史

神農氏是傳說中的上古帝王，因為神農氏的部落位於南方，「五行說」認為南方主火德，所以他又被稱為炎帝。神農氏繼伏羲、女媧之後為天下共主，傳說他發明了農耕、禮樂，而且還是醫學的創立者。有關神農氏的故事，流傳最廣的恐怕就是「神農嘗百草」了。

神話中說神農氏是牛頭人身，民間還傳說神農氏生來就長了一副透明的「水晶肚」，吃下什麼東西，從外面都看得清清楚楚。上古時期，人們還不懂得農耕，僅靠採集野果、草籽、蚌蛤，捕獵鳥獸維持生活，甚至還不會用火。生食瓜果魚肉很容易生病，有時還會因為誤食有毒的食物而中毒，人們生了病也不知道怎樣治療，很多人因此死亡。

神農氏因為這件事而非常擔憂，於是下決心嘗遍百草，把看到的植物都嘗試一遍，看看這些植物在肚子裡的變化，判斷哪些無毒、哪些有毒，以定藥性，來為人們解除病痛。

著名醫書《神農本草經》裡還記載道：

神農氏在嘗百草的過程中，不只一次中毒。有一天，他中了七十二次毒，幸好這時候他看到一種開著白花的樹，就一把將樹葉摘下來塞到嘴裡。結果他看見這種樹葉在他肚子裡上下來回，到處流動洗滌，像是在肚子裡檢查什麼，於是他就把這種綠葉稱為「查」。以後人們又把「查」寫成「茶」，也就是現在所說的茶。

神農氏長年累月地跋山涉水，嘗試百草，每天都得中毒幾次，全靠茶來解救。不幸的是最後一次，他見到一種開著黃色小花的小草，那花萼在一張一合地動著，他很好奇，就把葉子放在嘴裡慢慢咀嚼。不一會兒，他就覺得肚子裡很難受，趕忙去找茶葉。結果還沒來得及吃下去，他的肚腸就一節一節地斷開了，原來這次中的是斷腸草的毒。

後來，人們為了紀念神農氏對農業和醫學作出的貢獻，把神農氏和太陽神伏羲、開天闢地造人的女媧一同尊稱為上古「三皇」，「神農嘗百草」的故事就這樣世世代代流傳下來，直到今天。

其實，「神農嘗百草」的故事未必是真實的。早在遠古時代，我們的先人在艱難的生存過程中，就已經逐漸掌握了一些緩解和救治病痛的辦法：在採集狩獵過程中他們發現某些食物能夠減輕和消除某種病症和傷痛，用燒熱的砂石熱敷或用尖銳的石器戳刺身體某些部位也可以緩解病痛……日積月累，這些經驗被累積下來，就是中醫的萌芽。

後人在追溯中醫歷史的時候，驚訝於中醫的神奇，認為是古代的聖賢發明了這種神奇的醫術，於是就把中醫的發明歸到了農業和種植的先驅——神農氏的身上。其實，中醫的發明和中藥的定性，又豈是一人數年之力就能完成的，其中必然有不計其數的先人為此犧牲，中醫的發明是建立在他們的生命和智慧的基礎上的。

神農氏，就是這些前輩先人的化身。他不惜犧牲自己、救死扶傷的偉大精神，成為中醫行業共同追求的最高職業道德。醫生們常說「醫者父母心」，意思是說醫生對待病人，應當像父母對待子女一樣，就是對這種職業精神最生動的形容。

中國是醫術最早的發源地之一，也是醫學理論形成最早的國家之一，有文字可考的醫學史達五千年之久。從最早的《黃帝內經》問世，中醫理論初步成型說發揚，到「中醫」作為一種與「西醫」並行的醫學體系被世人承認，再到如今中醫在世界廣泛的流行，已有幾千年的歷史。

中醫理論是建立在對實踐經驗總結的基礎上，同時又受到所處時代文化的影響，並隨著實踐經驗的不斷累積而逐漸發展起來。

夏商周時期，醫學還沒有成為獨立的種類，在人們的心目中，醫學和巫術是一樣的。這種觀念一直影響了後代很長時間。其實，在中國古代，醫生並沒有現在這麼高的社會地位，他們的地位如同藝人、百工，甚至受到歧視。

儘管如此，當時的卜筮史料中也還是記載了大量的醫藥衛生的內容。這些材料說明，中醫學在當時已經有了雛形。

春秋戰國時期，是學術界百家爭鳴、百花齊放的時期。宗教的地位不再像以前那麼神聖，醫學與巫術也開始分離。在當時的人們看來，醫學比巫術更科學、更實用，也更有根據。後來，醫學終於取代巫術，占據了醫療衛生領域的主導地位。

春秋戰國時期也是中醫理論萌芽成形的階段。這時候出現了兩部很著名的書，一部是上面提到的託名黃帝的《黃帝內經》，另一部是託名扁鵲的《難經》。這兩部書是中醫學最早的經典。

這個時候，臨床醫學的分科已經初見端倪，開始變得越來越專業化。這方面最有名的醫生莫過於扁鵲。他精通內、外、婦、兒各科，會使用針灸、按摩等多種方法治病，被人們尊稱為「醫祖」。

傳說扁鵲生了一雙能透視人五臟的眼睛，人哪裡有病，他一眼就能看到。這只是傳說，說明扁鵲醫術的高超。其實，中醫有望、聞、問、切四種診斷方法，高明的醫生能一眼看出人體的病患也不足為奇。

到了秦漢尤其是西漢時期，國家統一，版圖擴大，交通便利，中原與邊疆少數民族地區、中國與外國的交流空前頻繁。來自偏邦異域的稀有藥材如龍眼、犀角、麝香等源源不斷地進入中原，甚至西域的珍貴藥材也通過絲綢之路運到中國。中醫學尤其是藥物學有了很大發展。《神農本草經》就是這時寫成的藥物學專著。

晉代張華的《博物誌》裡記載了這樣一個故事：

漢武帝的時候，西域國家進貢了四枚異香，這種異香名字叫旃檀香。由於漢代制度規定香料不滿一斤不能進貢，西域使者因此很發愁。

後來他想了個辦法——把旃檀香切下豆粒大的一塊，黏在宮門上點燃。結果長安城方圓四十里內香氣瀰漫，持續了一個多月才散去。漢武帝聽說後很高興，就破例收下香料，並款待了西域使者。

過了幾年，長安城暴發瘟疫。博士官們奏請漢皇取下一塊旃檀香點燃，漢皇批准。結果僅用了一枚香料，長安城方圓四十里內患病的人們就全部痊癒了。

這個故事雖然富有傳奇色彩，對旃檀香的功效有所誇大，但卻反映了漢朝時中國與外國在醫學上的交流。這對中醫的發展是很有正面意義的。

到了東漢，尤其是東漢末年，社會黑暗，各地戰亂不斷，瘟疫流行。一些有技術、有良知的醫生把自己畢生的精力都投入醫學領域中，立志解除百姓疾苦。在他們的努力下，以傷寒、雜病和外科為最突出的臨床醫學達到了前所未有的水準，這是中國醫學發展史上的第一次高峰。

這時候，出現了一批以「醫聖」張仲景為代表的名醫，他們在繼承前人的基礎上，透過總結自己的臨床經驗，寫出了以被稱為「萬方之祖」的《傷寒雜病論》為代表醫書，為中醫學作出了傑出的貢獻。

三國兩晉南北朝時期，國家分裂，地方割據，戰亂頻繁，死於戰亂疫病的人不計其數。一大批醫者應時而生，華佗、董奉、葛洪就是其中的代表，華佗的《青囊書》（已經遺失）、葛洪的《肘後備急方》等都是這一時期寫成的醫學名著。

這時期醫學家們的研究，主要針對社會混亂造成的疫病。因此這時期醫學在脈學、針灸學、藥物方劑、傷科、養生保健等方面取得了一系列成果，為中醫全面發展累積了經驗。

戰亂帶來災禍的同時，也促進了地區間的交流，此時的醫學交流因此有了一定進展。

葛洪，字稚川，號抱朴子，是東晉著名的道教學者、煉丹家和醫藥學家。因為他道學精湛，又被世人稱為「葛仙翁」。

與職業醫生不同，在葛洪眼裡，醫學並不是他致力追求的事業，而是修仙學道的輔助方法。因為，如果修道者生了病，自己的道力又無法克服，就只好求醫。葛洪認為，如果不通醫學，修道者自身性命恐怕難保，又怎麼修道呢？

儘管如此，葛洪在醫學上還是取得了很大成就。他所研究的對象多是急性病，尤其是急性傳染病，如結核病、狂犬病等。特別值得一提的是，葛洪是世界上最早記錄天花和恙蟲病的人。他還創立了一些針對免疫系統疾病的療法，現在看來都很有科學依據。

在研究急性病時，葛洪致力於收集和發明一些急救用的藥方，這些藥方所需的藥材一般都很便宜，而且容易尋找。

葛洪還把針灸治療理論和方法用通俗的方式加以備註，這樣不懂醫術的人也能夠自己學習治病了。

此外，在煉丹過程中葛洪發現，很多煉丹的化學物質具有治病的功效，這也是他對醫藥學和化學的一大貢獻。

到了隋唐，中國迎來一個盛世，地區之間、國家之間的交流加強。醫學家們在各自的研究領域獲得了更為豐碩的成果，中國醫學也在這一時期得到了全面的發展。這是中國醫學發展史上第二次高峰，「藥王」孫思邈的《千金方》是集唐之前方書之大成的鉅著。

隋唐時期，還有一位很著名的醫生叫巢元方。他是隋代大業年間的太醫博士，醫術非常高明。

有一次，開鑿京杭運河的大總管麻叔謀患了「風逆症」，頭暈噁心，全身關節疼痛，不能行動，只能每天臥床。因為他生了病，京杭運河的開鑿進度直接受到影響。

隋煬帝派了很多太醫給他治病，都沒有奏效，最後派巢元方親自前往診治。巢元方看了麻叔謀的病後，認為是風邪入侵造成的，病在胸臆之中，便叫他把嫩肥羊蒸熟，摻上藥粉同食。麻叔謀依方服後，很快就好了。

巢元方還編寫了一部《諸病源候論》，它是中國醫學史上第一部系統總結疾病病因、病理、症候的專著，對隋以後醫學的發展產生了巨大的影響。其中對於腸吻合術、拔牙、人工流產等外科手術方法的記載，在當時全世界領域都是最先進的。

兩宋是中醫藥學發展的重要時期。宋代政府對醫學特別重視，設立「太醫局」作為培養中醫人才的最高機構。除培養人才外，北宋政府還組織人員編纂方書，設立校正醫書局，鑄造針灸銅人，改革醫學教育，設立惠民局、和劑局、安劑坊、養濟院、福田院等，強力促進了醫學的進步。

說到宋代醫學，就不得不提針灸銅人。

北宋的時候，醫學已經發展得比較成熟了，但是很多通行的醫書存在錯誤，當然也包括針灸方面的書。為了改變這種狀況，宋仁宗趙禎命醫官院的醫官王惟一主理考訂針灸之術，以糾正錯誤。

於是，王惟一窮畢生所學，撰寫了《銅人腧穴針灸圖經》一書。宋仁宗看後大喜，但還是覺得書籍不夠直觀，於是又命王惟一主理鑄造針灸銅人。王惟一領命後，幾經挫折，終於鑄成了兩個針灸銅人。

針灸銅人用青銅鑄造，與真人一般大小，連各種器官和體表所刻穴位經絡的比例都一致。銅人可以拆卸，開啟外殼後，可以看見腹內鑄有五臟六腑。兩個銅人鑄成後，一個放在翰林醫官院保存，另一個存放在大相國寺仁濟殿中。

銅人體表的穴位都是鏤空的，表面塞有黃蠟，銅人體內儲有水。針灸的時候，如果扎對了穴位，就會蠟破水出；如果扎不對，水就流不出來。醫官院把它拿來作教學實踐和考試之用，這就使教學更為標準化、形象化了。

這兩具銅人代表了當時醫學的最高成就，被世人看作無價之寶。宋金戰爭的時候，金國人就曾把索取針灸銅人作為議和的條件，可見它在當時人們心目中的重要地位。

金元時期是北方少數民族與漢族文化大融合的時期，也是民族醫學發展的一個輝煌時期，各族醫學的交融為多源一體化的中國傳統醫學注入了新的活力。當時的中醫學界出現了幾大流派，如「寒涼派」、「攻下派」、「補土派」、「養陰派」等，呈現出「百家爭鳴」的局面。

明代到清代前中期，既是對中國古代中醫學進行總結的時期，也是對中醫學進行普及、昇華與發展革新的時期。這時期出現了李時珍、吳有性、王清任等醫學大家，李時珍所著的《本草綱目》、王清任所著的《醫林改錯》等醫書總結了古代中醫學的精華，並對古代醫書中錯誤的地方進行了修正。

這個時期的中醫，在探索傳染病病因、人痘接種預防天花、中藥學研究等方面，逐漸進入新的層次；中外醫學的交流範圍已達亞、歐、非許多國家與地區，中學的輸出、西學的東漸，使中外醫學文化在交流接觸中，互惠互益。

介紹這一時期的醫學，除了李時珍外，還有一個人不得不提，他就是清代的王清任。

王清任，又名全任，是清代最富有革新精神的解剖學家。在王清任生活的時代，西醫對中國醫學已經有了一定影響。在這種背景下，王清任提出了不少與傳統醫學不同的新觀點和新看法。

他認為，很多病的產生，都是由於血液流通不順造成的。身體某一部位血液流通不順，就會產生淤積。血液的淤積直接影響到周圍組織的生理功能，於是疾病就產生了。

王清任對醫學的主要貢獻在於解剖學方面。他透過解剖屍體和動物實驗，糾正了很多前人在人體結構方面的謬誤。其中一個便是透過實際解剖發現人的思維中樞是大腦，而在此之前，傳統醫學認為，人的思維來自心臟。雖然李時珍在《本草綱目》中提出「腦為元神之府」的說法，指出腦是人的思維中樞；但透過解剖來驗證這種觀點，王清任卻是第一人。這在現在看來不算什麼，但在當時的醫學界卻引發了很大動盪。

一脈相承、綿延數千年的醫藥文化及文明，是世界醫學史上罕見的。中國古代醫學書籍數量之豐、名醫人數之多，在同時期的世界領域內也不多見。

中國傳統醫學有著強韌的生命力，它隨著時代的前進而發展，與近代醫藥文化撞擊、對抗和融合。自中西醫接觸之初，中國醫學家們就注意從國外先進文化中學習有用的東西，直到今天也從未停止過對中西醫結合的探索。這個探索的過程，也是中醫自身追求現代化的過程。

第二節　天人相應和陰陽平衡——中醫哲學

「天人合一」，即人體與天地四時相對應，是古代中國人最基本的思維方式，也是中國古代哲學的核心思想之一。中醫作為中國文化的有機組成部分，秉承了這種「天人合一」的理念，即《黃帝內經》所說的「人與天地相參」、「人與天地相應」。

「天人合一」的思想在儒家和道家學說中都有。儒家的「天人合一」是說，「天」是最完美的道德的化身，人的天性中就存在這種完美的道德，而且這種道德是「天」賦予人的，是天生的；道家認為，人與自然——也就是「天」——是一體的，人是自然的一部分。

以《黃帝內經》為例，它是中醫學最早的經典著作。雖然它成書年代比較早，但是基本思想已經比較成熟，即「天人相應」，或稱「天人合一」。後代的中醫學儘管在醫療技術上超越了它，但在基本思想上卻是一脈相承。

《黃帝內經》所說的「天人合一」，並不是儒家所說的道德上的一體，而是道家所謂的人與自然本是一體，人本是自然的一部分的意思。

所謂的「天」，包括天體、空氣、水、動植物，甚至時間、空間等。簡單地說，「天」就是自然。這個「天」又是不斷運動和變化著的，有生命的。構成「天」的基本元素就是「氣」，自然萬物都是「氣」的不同化身。

而「人」呢，雖然是萬物的靈長，但是和動物、植物、空氣、水一樣，都是自然界的一部分，都只是「氣」的一種化身罷了。人的生命活動同樣也遵循著自然界執行的規律。

「氣」又分陰陽，人和大自然都是陰陽二氣互相作用的產物。自然萬物都是自然而然地遵循宇宙規律在執行，而人是有思維的，可以理智地決定自己做什麼或不做什麼。所以《黃帝內經》又認為，人是萬物的靈長，是最高級的動物。

那麼，「人」與「天」的「合一」表現在哪些方面呢？首先，人和自然都是由「氣」構成的，都是陰陽二氣相互作用的結果。其次，人依賴於自然而生存，同時也受到大自然的約束。《黃帝內經》認為，人從天那裡獲得五氣——臊、焦、香、腥、腐，從地那裡獲得五味——辛、甘、酸、苦、鹹，然後產生了人的精、神、氣，才有了人的生命。再次，自然界的變化必然會引發人體相應的變化，就像天氣能影響人的情緒。最後，人與自然遵循同一執行規律，人和自然都只能遵循這個規律活動，否則就是自取滅亡。

所以，人只有與自然保持和諧，身體才會健康。就像《黃帝內經》裡描述的那樣：人的氣血執行正常了，就會筋骨強壯，皮膚緻密；精神活動正常了，五臟才能不受侵害；對環境冷暖適應了，才會經脈通暢，肢體安康。

很多人利用自己的智慧去體悟養生之道，去探尋宇宙、自然界的執行規律，並能克制慾望，按自然規律行動，做到「天人相應」。那麼，人體內的陰陽之氣就會平衡，五臟六腑氣血執行就會有序，就能健康長壽。

然而，一些人有了過多的「智慧」，過多的慾望也就相應地來了。慾望多而又不懂得理性地克制，人就會利慾燻心，違背自然規律，逆自然規律而動。人體內的陰陽之氣就會失衡，氣血執行也會紊亂，各種疾病自然也就來了。

有些人可能不理解，認為上述說法是唯心主義，神祕主義，其實不然。下面，我們就舉個例子來說明「天人合一」的科學性。

有一種叫腸傷寒病的傳染病，它是由傷寒桿菌感染後導致的。這種病的症狀是：得病的第一週，病人會持續高燒，而且體溫會一天天升高，所以又叫階梯熱；很多人到第三週結束的時候出現腸出血，然後死亡。這種病在西元一九三〇到一九四九年是很常見的，由於當時醫療條件所限，死於這種病的人不在少數。

新中國成立初期，被稱作「北京四大名醫」之一的汪逢春，治療腸傷寒病特別有名。一次，幾個得了腸傷寒病的患者來找汪先生治病。汪先生開完藥後告訴他們，飲食上一定要忌口，不許吃任何有纖維質的東西，尤其是絕對不能吃雞鴨魚肉蛋，只許喝稀粥。若能遵醫囑，到了某月某日就能退燒，病就能好。

當時在場的人都半信半疑，汪先生卻胸有成竹。結果到了預期時間，病人都痊癒了。不僅如此，凡經汪先生診治過的腸傷寒症患者無一死亡。汪先生正是根據張仲景《傷寒論》中關於七日節律的理論來預測病期的。

《傷寒論》中說：「太陽病，頭痛至七日以上而自癒者，以行其經盡故也。」

意思是說一個得了感冒的人，如果沒有去治療，到第七天的時候，自動就會痊癒，因為病期結束了。當然，這是說單純感冒而沒有併發症的情況。

《傷寒論》對單純感冒的病期預測，甚至準確到了時辰：「太陽病，欲解時，從巳至未上。」

「從巳至未上」就是從上午九點到下午三點，這段時間是汗出熱退的最佳時段，感冒往往就在這個時段痊癒。

而且，七日節律不是人類獨有的，它在很多動物身上都存在，比如：雞蛋的孵化週期是二十一天，貓的懷胎時間是六十三天，老虎的懷胎週期是一百零五天，而人的懷胎時間是二百八十天。

中醫認為，人的生理時間節律，與自然界日月星辰運動的週期是密切相關的。月球的存在及其執行，對地球上萬物的影響是不可忽視的，七日節律的奧祕就跟月球有密切關係。

月球繞地球公轉一周的週期是二十八天。這二十八天中，月球對地球萬物包括人類的影響程度是不同的。月球的執行表現為月象，即上弦、下弦、望、朔。上弦月是每月農曆初七，下弦月是每月農曆二十二、二十三，朔月即黑月，是農曆初一的月象，望月即滿月，是農曆十五的月象。

這四種月象把月球的公轉週期二十八天，平均抽成了四份，每一份正好是七天。受這四種月象影響，連江河湖海潮水的漲退也分為大小消漲四個週期，何況是人呢？

其實，人和萬物不僅有七日節律，還有四季節律和年節律。以四季節律為例，中醫所講的脈象，春天以弦為主，夏天以洪為主，秋天脈象毛浮，冬天脈象沉實。從脈象上看，它隨四季變化而呈現出不同的特點，這就叫四季節律。

這就是人的生理和病理週期存在晝、夜、日、月、四季，乃至年節律的原因所在。歸根結柢一句話，人的生命活動週期受到地球及日月星辰的運動週期的影響。不僅如此，中醫學還認為，人的身體就是一個小宇宙。宇宙中有什麼，人的身體中就相應地有什麼：天有陰陽，人有臟腑；天有四季，人有四肢；天有五行，人有五臟；地有江河，人有經絡，等等。

第三節　同病異治和異病同治——辨證論治

「辨證論治」也叫「辨證施治」，是一個富有中醫學特色的專業術語。「辨證論治」中的「辨證」，不同於哲學中的「辨證」，但有共通之處。

「辨證論治」，就是按照中醫理論，運用望、聞、問、切等診斷方法取得病患資訊，並根據這些資訊，結合病人的生理特點以及氣候、地理環境、患者生活習慣等因素進行整體分析，辨別不同的症候並研究其致病原因，然後確定恰當的治療方法的思維過程。

我們來看一個著名的例子：

三國的時候，府吏倪尋和李延去找華佗看病，兩人的病情完全一樣，都是頭痛發熱。華佗給二人診斷後，說：「倪尋應當用下瀉的方法治，李延應當用發汗的方法治。」

有人不解，就去責問華佗。華佗說：「倪尋外實，邪病之氣滯留體內，就好比山間積水，需求用下瀉的方法來疏導；李延內實，內實就容易溼火上沖，就好像地氣鬱結，需求用發汗的辦法來發散。」說完就分別給二人開了方子，結果兩人第二天就全好了。

這就是「辨證論治」。「辨證論治」的原則很早就為醫者所遵循，但是形成一套系統完整的臨床方法，卻是在張仲景之後的事了。東漢名醫張仲景根據自己累積的豐富經驗，對「辨證論治」的方法進行了科學的總結，並記載在了《傷寒雜病論》中。至此，「辨證論治」才形成了比較完善的體系。

說發揮張仲景的「辨證論治」，還有一個故事：

有一次，兩個病人來找張仲景看病，都說頭痛發燒。經過仔細詢問才知道，原來兩人都是因為淋了一場大雨。張仲景經過仔細診斷，認為兩人得的都是感冒，於是就給他們開了兩服劑量相同的麻黃湯，用來發汗解熱。

哪知第二天，其中一個病人的家屬慌慌張張地跑來找張仲景，說病人服了藥之後，確實出了一身大汗，病得卻比前一天更厲害了。張仲景聽後疑惑不解，以為自己診斷錯了。就急忙跑到另一個病人家裡探望病情，結果發現這個病人已經好了一大半。

張仲景覺得很奇怪，為什麼同樣的病因，同樣的症狀，服相同的藥，效果卻截然相反呢？苦苦思索之後，他突然想起在給第一個病人號脈的時候，發現其脈搏較虛弱，手腕上有汗，而第二個病人脈搏卻比較有力，手腕上沒汗。這一點當時被他忽略了。

病人本來體質就較虛弱，再服下發汗的藥發散，不就更加虛弱了嗎？這樣當然治不好病，病情加重也是理所當然的。於是他立即改變治療方法，給病人重新開方抓藥。不久病人就痊癒了。

經歷了這件事後，張仲景對以往的治療方法作了深刻的反省：同樣是感冒，表證不同，說明病情有異，用同樣的治療方法當然就行不通了。之後，他意識到，治療方法是死的，病情卻是千變萬化的，這就需求醫生根據實際情況來治療，而不能墨守成規。

在有效總結了「辨證論治」之後，張仲景的醫術大大提高。不僅如此，此後的醫生看病也有了系統的科學方法的指導，而不再僅僅依靠經驗看病，治療疾病來效果更好了。

「辨證論治」是中醫了解疾病和治療疾病的基本原則，是中醫學對疾病的一種特殊的研究和處理方法，不僅如此，它還包括中醫理論在疾病預防中的應用。「辨證論治」實際上包括了「辨證」和「論治」兩個過程。

「辨證」就是辨析「證」，也就是認識「證」的過程。

「證」是對身體在疾病發展過程中某一階段病理反應的概括，包括病變的部位、原因、性質以及邪正關係，「證」反映的是這一階段病理變化的本質。

因而，「證」不同於「症狀」，它有著比症狀更豐富的內涵，也能夠更全面、更準確地揭示疾病的本質。

「論治」又稱「施治」，就是根據「辨證」的結果，確定相應的治療方法。

「辨證」和「論治」是診治疾病過程中相互連繫、不可分割的有機部分。如果說「辨證」是決定治療的前提和依據，那麼「論治」則是在「辨證」的基礎上擬定的治療方法。「辨證」是「論治」的基礎，而透過「論治」的效果可以檢驗「辨證」的正確與否。

中醫臨床治療疾病，既辨病又辨證，但主要不是著眼於「病」的異同，而是將重點放在「證」的區別上，透過辨證而進一步了解疾病。例如，感冒是一種疾病，臨床可見惡寒、發熱等症狀，但由於引發疾病的原因和身體反應有所不同，又表現為風寒感冒、風熱感冒等不同的「證」。只有辨清這個「證」，才能正確地選擇治療方法。

西醫裡有一種說法叫「辨病論治」，很多人把這個「辨病論治」與中醫的「辨證論治」混為一談。其實這是錯誤的，「辨證論治」與「辨病論治」是不同的思維過程，而且前者在涵義上也要廣泛得多。

這首先得從中西醫對病源的不同看法說起：西醫認為一種疾病通常只有一個病源，而且這個病源存在於整個疾病過程而不變化，治療起來只須針對病源下手就行了；中醫則不然，中醫認為一種病在不同的發展階段有不同的病因，病因變化了，診治方法就要相應地變化，而且原先的診斷就無效了。

因此，西醫的「論治」，治的是「病」；而中醫「論治」，治的是「證」。辨不出「證」

來，當然也就無從施治。

那麼，是不是說中醫就不懂辨「病」呢？當然不是。中醫的辨「證」中也暗含著辨「病」。比如，中醫之中也有治瘧疾等傳染性疾病的特效藥，儘管這些藥本身並沒有殺菌抗微生物的作用，在「辨證論治」後，卻仍然可以把病治好。

前面說過，中醫認為同一疾病在不同的發展階段，可以呈現出不同的「證」；而不同的疾病在其發展過程中，又可能出現同樣的「證」。因此在治療疾病時，就應該針對不同情況，分別採取「同病異治」或「異病同治」的辦法。

「同病異治」，就是針對同一疾病在不同階段出現的不同的「證」，採用不同的治法。以麻疹的治療為例：初期疹未出透時，應當用發表透疹的方法治療；中期通常肺熱明顯，治療時則須清解肺熱；後期多有餘熱未盡，往往因此傷及肺陰、胃陰，此時的治療則應以養陰清熱為主。

「異病同治」，是由於不同的疾病在發展過程中可能會出現性質相同的「證」，因而可以採用同樣的方法來治療。比如，心律失常與閉經是兩種完全不同的疾病，但兩種病均可能導致血瘀，因此治療時都可以用血府逐瘀湯進行活血化瘀。

在臨床上，醫生常用的「辨證」方法有八綱辨證、氣血津液辨證、臟腑辨證、六經辨證、衛氣營血辨證、三焦辨證、經絡辨證等。

八綱辨證。這是中醫中最基本的辨證方法。所謂八綱，是辨證的總綱，包括陰、陽、表、裡、寒、熱、虛、實八個方面，具體辨證起來還需求藉助四診等診斷方法。透過對四診所掌握的各種病患資訊進行整體分析，辨別病變的部位、性質、類別等情況，從而歸納疾病屬於八綱中的哪種。

氣血津液辨證。氣血津液是臟腑正常生理活動的基本物質，受臟腑支配，同時它們又是人體生命活動的物質基礎。氣血津液發生病變，不僅會影響臟腑的功能，也會影響人體的生命活動；反之，臟腑發生病變，必然也會影響氣血津液的變化。氣血津液辨證可分為氣病辨證、血病辨證和津液病辨證三種。

臟腑辨證。這是臨床最常用的辨證方法，就是結合八綱、氣血津液辨證等其他辨證方法，對疾病的症狀、體徵及相關的病情數據進行分析歸納，從而確定病變的臟腑部位、性質等，並據此做出正確的治療方案。

這種方法主要用於內傷雜病，也是其他各科辨證的基礎。以心為例，當我們見到心慌、胸悶氣短、面色淡白，脈虛或結帶，基本斷定這是心的一組症候，如果是心氣虛，則還有神疲乏力，活動後症狀加重；如果是心陽虛，還有畏寒肢冷、舌淡胖等症狀；心血虛則加上失眠多夢、頭暈眼花、面色萎黃……但是臟腑辨證不是簡單的疊加，要四診參合才能作出正確的判斷。

臟腑之「證」大致可以分為單獨臟病、單獨腑病、臟腑兼病等幾類。單獨臟病和單獨腑病很好理解，就是心肝脾肺腎五臟或是小腸、膽、胃、大腸、膀胱、三焦等六腑中某一臟腑器官的「證」；臟腑兼病就是同時出現兩個臟腑的症狀。這樣，透過臟腑辨證，各種獨立的症狀就被連繫起來，有利於診斷病症，並對症醫治。

六經辨證。六經辨證的方法是張仲景在《素問・熱論》的基礎上，結合外感病的臨床特點總結出來的，是中醫臨床辨證之首創，為後世種種辨證方法的形成奠定了基礎。

六經辨證，將外感病發生、發展過程中所表現的各種不同症候等因素，按疾病的不同性質分為三陽病症和三陰病症六個證型，實際上是以陰陽為綱，三陽指太陽病症、陽明病症、少陽病症，三陰指太陰病症、厥陰病症、少陰病症。

一般來說，凡是抗病力強、病勢亢盛的是病症多是三陽病症；反之，抗病力衰減、病勢虛弱的多為三陰病症。

衛氣營血辨證。它是六經辨證的發展，也是針對外感熱病常用的一種辨證方法，衛、氣、營、血分別代表病症的四個不同層次階段，用於說明某些溫熱病發展過程中的病情輕重、病變部位、各階段病理變化及疾病變化的規律等的情況。

這就是中醫常說的「衛之後方言氣，營之後方言血」的道理。溫熱病的發展，一般是按從「衛」到「氣」，從「氣」到「營」，從「營」到「血」這四個階段轉變的。病在衛分或氣分則說明病較淺、較輕，病在營分或血分則說明病較深、較重。

溫熱病是中醫術語之一，是感染性熱性病的統稱。溫熱病的發病特點是起病急、發展快、變化多等，常見的溫熱病有感冒、肺炎等。對這類溫熱病，中醫多用衛氣營血辨證的方法來辨證論治。

三焦辨證。這是依據《黃帝內經》關於三焦所屬部位的概念，在《傷寒論》及衛氣營血辨證的基礎上，結合溫病傳變規律的特點而總結出來的，著重考察三焦所屬臟腑在溫病過程中的病理變化、症候特點及其傳變規律。

三焦辨證的方法創自清代醫學家吳鞠通。吳鞠通早年攻習儒學，並不通醫術。十九歲的時候，他的父親因病去世。他心中悲憤，深以不能為父親治病盡孝為恨，於是棄儒學醫。經過數年發奮，終於成為溫病大家。

他所著的《溫病條辨》五卷，代表了溫病方面的最高成就，書中記載的三焦辨證的理論和方法，為後人所傳習。

第四節　御醫、名醫和郎中——行醫方式

原始時期，並沒有像現在這樣專業的醫生，醫術和巫術也是不分家的。一般認為，人之所以生病，是因為對鬼神不敬，或者是做了什麼傷天害理的事，所以神鬼們才用令其身患疾病的方式懲罰他。

而巫覡（ㄒㄧˋ）的職責就是溝通人類社會和天神鬼怪的世界，他們透過祈福的方式，用美酒美食款待賄賂天神鬼怪，祈求原諒和寬恕，以此解除患者的病痛。醫術，也是治病的一種方法，但還只是作輔助巫術治病之用，所以在最早的時候，醫生和巫覡是一個職業。

到文明時期，人們開始運用藥物、針灸乃至按摩、飲食等方法來診治疾病，醫生開始從巫覡中分離出來，成為專門的職業。

殷商時期，負責宮廷醫藥的醫官叫「疾小臣」，這可以說是最早的御醫了。「小臣」說明醫生的地位不高，遠比不上巫覡。不管是王還是普通百姓，得了病，主要還是依靠巫術。

周代，醫生的獨立性增強，地位也逐漸提高。這從周代的職官設定上可以看出，巫、醫開始各司其職，互不干涉。巫師專門掌管占卜、祭祀、驅邪，醫師則負責釋出醫學方面的政令、採集藥物，以及救治傷病患者。醫生與巫覡在職責上的明確分工，在醫學發展史上是具有里程碑意義的。

周代醫學也開始有了初步的分科，並制定了明確的責任分工。如醫師負責擬定和釋出醫學方面的政令、採集藥材，食醫負責王公大臣們的飲食調配，疾醫負責給周王、百官乃至萬民百姓看病，瘍醫負責治療各種外傷和腫瘤，獸醫負責給各種牲畜治病。醫師為「行政主管」，食醫為「營養師」，疾醫為「內科醫生」，瘍醫為「外科醫生」，獸醫跟今天的獸醫職責差不多。

◆御醫

在中國古代社會，各朝代都有專門的單位，負責王室、皇族的健康，一般稱為太醫院，其中的醫生被稱為「御醫」或「太醫」。但太醫院裡並不都是御醫，如清代太醫院人員分四個級別：御醫、吏目、醫士、醫生，其中，御醫、吏目、醫士這三等人擁有獨立看病的權力，醫生是「醫學生員」的意思，只是前三類人的助手和學生，並沒有獨立看病的權力。

御醫專門服務於皇帝及其宮中家眷，有時候，皇帝也會命御醫為自己的重臣或近臣做短期治療或者永久保健。

晚清有一個叫傅振邦的官員，官居一品經略督臣。當時邊疆戰火不斷，戰事吃緊。傅振邦常常被詔出征，而且每戰必勝，屢屢救國家於危難之中。後來他在前線督戰，手腕受了重傷，但他堅持不下火線，終於大獲全勝。皇帝聽說後十分感動，便賜給他幾名御醫，專門負責給他療傷；後來還另賜了幾名御廚，與御醫一同，負責他的治療和保健。

據任錫庚的《太醫院志》記載，一名醫生要想進入太醫院，必須先通過考試成為學員。要獲得考試資格，必須有一個六品以上的官員推薦。考試全部為面試，由太醫院資深太醫當面出題。由於名額有限，即使被錄取，也要等到上一批學員畢業之後才能入院。入太醫院後，要讀三年書，每年考核兩次，考核通不過者留級。三年考核都合格的，再參加禮部的考試，通過之後，才能成為太醫院的醫生。醫生做得久了，遇到院士名額有空缺，就可以會考補缺。這通常需要六年時間。成為院士後，就有機會參加新的考核，從而晉升為御醫。也就是說，從進入太醫院，到成為御醫，至少需要十年的努力。

御醫雖然有著很高的地位和聲譽，但所謂「伴君如伴虎」，很多時候，皇帝既離不開他們，又會防著他們。御醫處境頗為尷尬。

相傳慈禧太后得了病，命一名姓陳的御醫為她診治。但是慈禧疑心甚重，老擔心有人謀害她；而且當時有制度規定，太后鳳顏即便御醫也不能見，更不用說詢問病情了。於是看病只能靠牽線切脈。所謂牽線切脈，就是把一根細線繫到患者手腕上，醫生透過用手感覺細線的顫動來給病人診治，這是封建宮廷裡才有的古怪規矩。

陳御醫無法可施，只好叫宮女將一根絲線的一端拴在太后的手腕上，隔著帷帳手搭細線給太后切脈。後來陳御醫開了個藥方，慈禧連服幾劑，居然藥到病除。慈禧大喜，親書一塊「妙手回春」匾額賜給陳御醫。

後來人們才弄清楚，原來牽線切脈是假，事先買通宮女太監才是真。陳御醫事先用重金賄賂太監宮女，向他們詢問太后病情，得知太后是因三天前貪食田螺肉而引起消化不良。然後開了服消食的方子，慈禧的病便痊癒了。但不是每位御醫都像陳御醫那麼幸運，一旦失手，且不說十年之功廢於一旦，輕則丟官下獄，重則性命不保。

在御醫中還有一種人叫「欽點御醫」，他們不在太醫院供職，而是散布在朝野。由於醫術高明，名頭響亮，皇室經常會請他們進宮治病，他們通常是皇帝欽點的，所以叫「欽點御醫」。「欽點御醫」攻克的通常都是連正規御醫都無法攻克的疑難雜症，所以許多醫案都成了後人傳頌的佳話。

◆ 大夫和郎中

醫生還有一個名字，叫做「郎中」。郎中本是官名，即帝王侍從的通稱。這個官職最早在戰國時期就有了，到秦漢時期確立下來。宋以前，一般根據醫家的專長，稱呼其為食醫、疾醫、金瘡醫等。郎中作為醫生的稱呼始自宋代。

一般來說，南方稱醫生為郎中，北方稱醫生為大夫。大夫也是官職名稱，職位次於卿士。古音「大」讀為「ㄉㄞˋ」，「大」讀為「ㄉㄚˋ」是後來的事，人們為了區別醫生和大夫這個官職，所以用兩個不同的讀音來讀。

後世一般稱設館醫病的醫生為大夫，稱走街串巷的醫生為郎中。走方郎中宋前已有，宋元時盛行，《夷堅丙志·韓太尉》載：

「遷御醫王繼先診之，曰：『疾不可為也，時氣息已絕。』適草澤醫過門，針其四體至再三，鼻息拂拂，微能呻吟。」

再有就是「坐堂醫」，指在藥店中為患者看病的中醫大夫。「坐堂醫」源於漢代。相傳漢代名醫張仲景做長沙太守的時候，每月的初一和十五坐堂行醫，並且分文不收。為了紀念他崇高的醫德和高超的醫術，後代的許多中藥店都冠以某某堂之名，並把坐在藥鋪裡看病的醫師稱為「坐堂醫」，這種叫法一直沿用至今。

有時行醫還有一些特殊的記號，比如明清安慶一帶的郎中，常以一種被稱為「虎撐」的圓形鐵環作為標誌。相傳，這個習俗與唐代孫思邈的傳說有關。

一次，孫思邈進山採藥，忽見一隻猛虎，面對自己而跪，大口張開，發出痛苦的呻吟。孫思邈定下心來，只見老虎喉中卡著一根長骨，這是在求自己醫治。孫思邈擔心自己取出這根骨頭時，老虎會下意識地閉上虎口，不可避免會咬傷自己的手。於是，孫思邈連忙下山，請鐵匠打了一隻鐵環，撐住虎口，再從鐵環中伸手將骨頭取出。後世郎中為表達對孫思邈的敬意，期待自己也有孫思邈那樣的醫術，於是也手執鐵環，久而久之這就成了行醫的標誌。

不過，郎中在經過藥店門口時，是不能搖動虎撐的，因為一般藥店裡都供有孫思邈的牌位，當店搖動虎撐就意味著炫耀自己的醫術，有欺師藐祖之嫌，藥店的人會沒收郎中的虎撐和藥籃，郎中還必須向孫思邈的牌位進香賠禮。

大夫和郎中，除了行業標誌外，還有一些獨家標記，可造成廣告的作用。如〈清明上河圖〉中所繪「趙太丞家」，門前就豎發揮多道條幅，上書各類藥丸名稱。

宋代文獻中記載了多處以單方名稱或效驗自稱的醫家，如汴京城中售疝氣藥的李家以木牛作招牌；饒州售風藥的高家刻劃一力士執叉鈎牽一黑漆木豬為招牌；南宋臨安的嚴家，因治癒宋孝宗痢疾，被授防禦官職，賜金杵臼，於是嚴家豎發揮「金杵臼嚴防禦」的市招，名聲大振。凡此等等，不一而足。

元代熊夢祥《析津志》載，「市中醫小兒者，門首以木刻板作小兒，兒在中若方相模樣為標榜」；「又有穩婆收生家，門首以大紅紙糊篾筐大鞋一雙為記」；高家眼藥鋪所繪藥品「眼藥酸」的商標：「一頭戴皂色高冠，身穿橙色大袖長袍者，此人身前身後掛有成串的眼睛球，冠兩側亦各嵌一眼睛球，所戴冠前尚挑一個眼睛球，身挎一長方形袋囊，上面也繪一大眼睛球。」

宋元行醫賣藥的招牌行為，在後世更加普遍。甚至遊走江湖的郎中，也一手持鈴，一手持招幌，在民間流動行醫。因為郎中往往靠吆喝招來病人，所以又被稱為「賣嘴郎中」。

◆醫院和藥鋪

朝廷很早就設有太醫院，社會上專門的行醫場所的出現則是一個逐漸發展的過程。

早期民間行醫方式以遊方為主，沒有正式的常設醫療機構，但醫院的雛形還是漸漸出現了。據史書所載，漢元始二年（西元二年），黃河流域因旱災而致瘟疫暴發，漢平帝始設立臨時處所，聚集醫生和藥物為百姓治病。這可以被看作是較早的臨時時疫醫院。

漢延熹五年（西元一六二年），中郎將皇甫規率軍在甘肅隴坻一帶作戰，由於軍隊中疫病流行，死亡甚多。皇甫規便利用民房，集中收治病人，這種醫療機構當時稱「庵廬」。

北魏孝文帝曾於太和年間在洛陽設立「別坊」，遣醫生四名，專門免費醫治貧窮病人。

這種官方設定的醫療場所，此後各朝都有設定，名稱不盡相同，比如，在唐朝叫「病坊」，通常設定在各地的寺廟裡，由僧人主持。後因朝廷毀銷廟宇，經李德裕等人提議，改為鄉里紳士主理，使得病坊制度得以保留。

西元一〇六三年，宋仁宗曾在寶勝、壽聖兩座廟宇的根本上，各添修五十棟房屋，成立兩個醫院，每個醫院可收治病人三百人，規模比以前擴大許多。

元祐四年（西元一〇八九年），蘇東坡出知杭州時，「以私帑金五十兩助官緡」，也就是把自己捐的錢和官府經費合起來，辦了一所「安樂坊」，三年間救治了上千病人。

各州縣仿之設立「安濟坊」，宋人陳耆卿《安養院記》載：「安養院在州（蘇州）鈐廳後，舊名醫院，寶慶中改今名。」

這是歷史上關於「醫院」的最早紀錄。宋代官辦醫院制度化較為明顯，而且規模漸大，醫生和裝置皆充足，並有各類輔助人員，而且還開始設立門診部，初叫「賣藥所」，後來改名「和劑局」，便利普通百姓治病。

宋代私人經營的醫館和藥店也很發達。在張擇端的〈清明上河圖〉中，我們看到了「趙太丞家」和「楊家應症」等牌匾。宋代孟元老《東京夢華錄》也有記載：

「馬行北去，乃小貨行，時樓大骨傳藥鋪，直抵正係舊封丘門，兩行金紫醫官藥鋪，如杜金鈎家、曹家、獨勝元、山水李家，口齒咽喉藥；石魚兒、班防禦、銀孩兒、柏郎中家，醫小兒；大鞋任家，產科。」

這裡所記載的是各類醫館或藥鋪，而且能看出分科較為細緻，諸如內外科、小兒科、產科、五官科等皆有。

宋代以後，各類醫事制度都得到繼承和發展。

明朝時，各縣均成立一所官辦「惠民藥局」，全國多地都設立藥物集市，每年春天開市，其中以河北茂州、祁州最為有名。

明清民間藥店的規模比前代更大，如明朝中葉建立的鶴西年堂，就十分有名。清初樂姓所創同仁堂，除了供應百姓各類藥物外，還包攬朝廷內府用藥，並因此享有很多特權，分店遍布全國，至今仍在經營。

明清時期民間還盛行藥王廟。所謂藥王，有多種說法。《古今圖書整合·醫部全錄》卷五二七載：「韋訊道，號慈藏，善醫術，常帶黑犬隨行，施藥濟人，世仰為藥王。」民間多地以扁鵲、孫思邈為藥王，還有些藥王廟裡供奉著伏羲、神農、黃帝以及歷代名醫。總之，藥王廟反映了民間對醫德高尚、醫術高明的醫家的尊崇。《帝京歲時紀勝》載北京藥王廟云：

「著名者四，一在東直門內，曰東藥王廟；一在地安門外步量橋，曰西藥王廟；一在安定門之西，曰北藥王廟；一在天壇之北，曰南藥王廟。歲之四月中旬至二十八日，為藥王聖誕，香火極盛。」

名醫

中國歷史上，大多數著名的醫家都是從民間成長起來的。民間醫生開設診所、藥店，以懸壺濟世為職業，他們中有人醫術高明，熱心救人，在社會上享有很高的聲譽，被稱為名醫。

名醫大多數是區域性的，並且通常精通一科或數科，成為某方面的名家。比如，清代有中醫溫病四大家：葉天士、吳鞠通、薛雪、王士雄。其中，葉天士的醫術最為精湛。

葉天士是江蘇吳縣人，醫術為父親所傳，後又不遠千里，遍訪名醫，遂成大家。成名後，他曾判斷一位患者無法救治，但這位病人卻被一位寶山寺的老和尚治好了。葉天士得知此事後，便隱姓埋名，往寶山寺做學徒，在挑水擔柴之餘，鑽研老和尚的醫術。幾年後，老和尚認為這個「雜役」已經盡得自己所學，就勸他下山獨立行醫，並誇讚他的水準已經超過了江南名醫葉天士。葉天士這才伏地叩首，說明原委。

葉天士與薛雪皆以治療溫病聞名，但發揮初二人因醫學觀點上不同，頗有嫌隙。一次，葉天士的母親高熱大汗，面赤口渴，脈象洪大，服了葉天士的藥方，卻總不見效。

葉天士欲用藥力更強的白虎湯治療，又擔心母親年事已高受不了。薛雪聞知此事後，說：「老人家此病，本該用白虎，藥下對了，自然不會傷人，為什麼要猶豫呢？」葉天士這才有了信心，用了白虎湯，他母親果然就痊癒了。於是，他親自前往薛雪家中，作揖致謝，虛心請教，二人盡棄前嫌，成為好友。

葉天士所著《溫熱論》，是溫病學派的開山之作。他認為：「溫邪上受，首先犯肺，逆傳心包。」當代一些醫學家認為，現代醫學常見的由肺炎導致心肌受累的現象，可以證明葉天士溫病理論的科學性。

《溫熱論》將「傷寒」與「溫病」兩大學說以辨證方法區分開來。葉天士特別強調南方「溼邪」的氣候對人的傷害，並將其看作是溫病學的重要特徵，這導致了後代中醫界北方重傷寒、南方重溫病的現象。

再比如明清之際的傅青主，是以婦科聞名的醫學家。他出生於醫學世家，因目睹戰亂年間疫病流行，百姓死亡無數，決計潛心鑽研醫理，遂廣泛求學於各地醫家和道士，蒐集藥方。他不但醫術高超，而且重視醫德。他對待窮人非常熱心，免費送醫送藥，因此醫名遠揚四方。

傅青主著述甚多，尤以《傅青主女科》最為知名。這是一部婦科專著，全書對各種婦科病症，都有精深的研究，分帶下、血崩、鬼胎、調經、種子、妊娠、小產、難產、正產、產後等名目，每一名目下分為不同情況，先逐一做病因辨析，然後開列方藥。書中的方劑，大多由他自己創製。全書中以肝、腎、脾的相互關係論病，處方多有效驗，所以深受後世醫家推崇。傅青主不僅長於婦科，對其他醫學門類也有很深的造詣，時人對其以「醫聖」相稱。

傅青主集文學家、書畫家、醫學家於一身，可稱大儒。他的書法風格遒勁，氣勢磅礴，山水畫「丘壑磊落，以骨勝」，曾自稱「吾書不如吾畫，吾畫不如吾醫」，這其實並不是就水準而論，只是顯示他對醫道的偏重。

傅青主同時也是個有氣節的儒者。康熙曾點名讓他參加博學鴻儒科試，他堅持明朝遺老的身分，不願出仕，躲進懸甕山懸壺濟世。

其實，古代很多名醫都有廣博的學問。因醫書屬於經、史、子、集中的子部，古人往往以博覽群書為樂，因此醫家通經史，或文人通醫術者，並不少見，且有「是為大儒乃大醫」之說，如蘇軾就撰有《醫藥雜說》傳世。

再如中醫「滋陰派」的一代宗師朱丹溪，他原師從著名理學家許謙，已成為當地名儒，卻從四十歲發揮棄儒從醫，最終成為著名醫學家。傳說他曾連綴藥名作成了一篇愛情文章：

「牡丹亭邊，常山紅娘子；貌若天仙，巧遇牽牛郎於芍藥亭畔，就牡丹花下一見鍾情，託金銀花牽線，白頭翁為媒，路路通順，擇八月蘭開日成婚，設芙蓉帳；結並蒂蓮，合歡之久，成大腹皮矣，生大力子，有遠志，持大戟，平木賊，誅草蔻，破劉寄奴，有十大功勞，當歸期，封大將軍之職。」

此文提到了二十二味中藥，極為有趣。據說，湯顯祖創作《牡丹亭》即受此文啟發。

第五節　綿綿不絕的岐黃學說——中醫名著

中醫博大精深，有數百種醫學名著流傳至今。而這中間，又以《黃帝內經》、《神農本草經》、《難經》、《傷寒雜病論》、《脈經》、《千金方》和《本草綱目》等最為著名。

《黃帝內經》作者託名中華民族的祖先黃帝，實際上並非一人一時之作。其成書大概在戰國時期，也有說是秦漢時期，它是中國醫學寶藏中現存的成書最早的一部典籍。

《黃帝內經》也簡稱《內經》，分為「素問」和「靈樞」兩大部分。「素問」偏重於人體生理、病理、疾病治療原則和原理，以及人與自然等基本理論的闡述；「靈樞」偏重於人體解剖、臟腑經絡、腧（ㄈˋ）穴針灸等醫療技術的介紹。

《內經》只收錄了十三個藥方，主要內容涉及生理學、病理學、診斷學、藥物學和治療原則等方面。其建立的「陰陽五行學說」、「脈象學說」、「經絡學說」、「藏象學說」、「病因學說」、「病機學說」、「養生學」、「運氣學」等學說理論，在中國醫學史上都屬首創。

《內經》的基本思想，集中表現在如下幾個概念中。

陰陽。《內經》認為，陰陽二氣的消長變化促成了人的生命活動，只有陰陽二氣充實了、結合得緻密了，人才會身體健康，就如同披上了保護甲一般；如果陰陽二氣失調了，就如同四季紊亂，人體的保護甲就會散裂，疾病就得以侵入了。

變易。《內經》認為，整個自然界都處於無休無止的運動之中，永不停息地運動是自然界的基本規律，運動存在於萬事萬物之中。人的生命也是一樣，人的氣血按照十二時辰，周而復始地執行於人的經絡之中，就如同植物的春生夏長秋收冬藏。

時。《內經》認為，人的生命存在一定的節律，如前面提到的七日節律；不僅如此，人的臟腑功能和氣血執行也隨著四季更替而變化。因此，人的抵抗力白天強、夜晚弱，春夏季節強、秋冬季節弱；疾病也就相應地白天減輕、夜晚加重，春秋季節好轉、秋冬季節加重。所以《內經》主張，治病要掌握好節律週期，不能錯失良機，這樣才能事半功倍。

位。《內經》認為，金、木、水、火、土五行和風、寒、暑、溼、燥、火六氣互相作用會對病候產生的影響。也就是說，五行六氣各有其方位，如果方位亂了，就容易引起氣候的反常和人體的病變。

中和。《內經》認為，「中和」是自然萬物和人體的正常狀態。自然界失去了「和」，執行就會紊亂；人體失去了「和」，就會出現疾病。治療的過程就是調和陰陽二氣，使之達到「和」的境界的過程。「中和」的境界是中醫追求的最高境界。

《內經》的崇高地位和重要價值不僅在於繼往——對之前中國醫學的總結，更在於開來——中國古代最著名的醫生如張仲景、華佗、孫思邈、李時珍等，都受到過它的影響和薰陶。

繼《黃帝內經》之後，第二部影響力很大的著作是《傷寒雜病論》。

《傷寒雜病論》的作者是東漢的名醫張仲景。東漢末年，戰亂頻繁，各地瘟疫不斷，其中傷寒病是當時危害最大的傳染病之一，張仲景的宗族裡有很多人都死於傷寒。看到這種慘狀，張仲景痛下決心要改變這種現實，於是就拜同族的張伯祖為師學習醫術。

數年後，張仲景盡得張伯祖真傳，他的醫術甚至遠遠超過了老師，尤其在傷寒病的診治方面他有著獨到的見解。在此基礎上，他撰寫了長達十六卷的《傷寒雜病論》。這部書寫成於西元二〇〇到二一〇年間。

到了西晉，太醫令王叔和一次查閱醫書的時候，偶然發現了《傷寒雜病論》的殘本，被這部奇書所打動。於是他就利用職務之便，到處蒐集《傷寒雜病論》的抄本。皇天不負有心人，這部書的傷寒部分被找齊，由王叔和定名為《傷寒論》。之後，這部《傷寒論》就在世間流傳開了。東晉的陶弘景稱讚它為「萬方之祖」。

到了宋仁宗時候，有個叫王洙的翰林學士在翰林院書庫裡發現了一批蟲蛀的竹簡，名叫《金匱玉函要略方論》，對照之下發現它也出自張仲景的手筆。後來太醫局的醫官們在整理這部書的時候，把《傷寒論》和《金匱玉函要略方論》兩部書結合發揮來，更名為《金匱要略》刊印。這部《金匱要略》就是現在我們所看到的《傷寒雜病論》。

《傷寒雜病論》的一大特色是它的「對偶統一理論」：陰陽的對偶統一、表裡的對偶統一、虛實的對偶統一和寒熱的對偶統一。這些其實就是辨證施治的不同方面。

比如同樣是發熱惡寒，不能僅根據表面症狀就斷然下結論，還需求仔細把脈。如果脈象比較實，說明病在內裡，需要用瀉的方法治療；如果脈象比較虛浮，說明病在表面，應該用發汗的方法治療。要具體問題具體分析，找出真正的病因，然後進行治療。

《傷寒雜病論》非常重視津液對防病、抗病的免疫作用，這是張仲景的獨特見解。所謂「津液」並不是僅指唾液，而是泛指汗液、尿液等體液。張仲景認為，津液的作用有三：一是增強機體免疫力，防病驅邪；二是驅除疾病，削弱病勢；三是調整、修復由疾病侵害造成的免疫功能失調。人如果津液不足，身體就會虛弱，且容易生病。

《傷寒雜病論》在藥物學方面也有很大突破。據統計，除重複的藥方外，《傷寒雜病論》總共記載藥方二百六十九個，使用藥物二百一十四味，基本概括了臨床各科的常用方劑。這些藥方不但具有很高的臨床使用價值，而且更具規範性，所以被稱為「萬方之祖」。值得敬佩的是，這部書中還首次記載了人工呼吸、藥物灌腸和膽道蛔蟲的治療方法，這在世界領域都屬首次。

《傷寒雜病論》開創了中國醫學的一大流派，這就是著名的傷寒學派。

到了明清時代，中國文化進入了總結和革新時期，中醫學也是如此。在這種文化大環境下，明代中期出現了一部偉大的藥物學著作，這就是李時珍的《本草綱目》。

李時珍的父親李言聞，是當時有名的醫生，曾經做過太醫吏目。在家庭的薰陶下，李時珍從小就對醫學產生了濃厚的興趣。在臨床中，李時珍深刻地體會到了藥物學的重要性。但是當時流傳的《唐本草》、《開寶本草》等藥書存在很多錯誤，李時珍認為這是缺少實地調查的結果，因此他認為有必要透過實地調查，對以前的藥物學著作進行修改。

四十一歲的時候，李時珍應楚王推薦，進入太醫院深造，一待就是一年多。其間，他閱讀了大量醫書，並詳細記錄了現有藥材的形態、產地和功效情況。一年之後，李時珍辭去太醫院的職務，獨自一人踏上了探索藥材的征途。二十七年之後，一部前所未有的藥物學鉅著誕生了，這就是舉世聞名的《本草綱目》。

《本草綱目》共五十二卷，記載藥物一千八百九十二種，其中新藥三百七十四種，收集藥方一萬一千多個，其中八千多個是李時珍自己收集和開發的。全書共約一百九十萬字，分為十六部、六十類，還附有一千一百多幅精美的插圖。

《本草綱目》把所收藥物分為礦物藥、植物藥和動物藥。其中礦物藥分為金、玉、石、鹵等四部；植物藥分為草、谷、菜、果、木等五部，其中草部又分山草、芳草、醒草、毒草、水草、蔓草、石草等小類；動物藥按低階向高級的進化順序，依次為蟲、鱗、介、禽、獸、人等六部。

《本草綱目》對每種藥物都從八個方面進行了詳細的解說：釋名——記錄藥物各種異名並解說來由、集解——集錄前人對該藥的介紹、修治——介紹該藥的炮製和保存方法、氣味——介紹該藥藥性、主治——介紹該藥主治的病症、發明——闡明藥理或記錄心得體會、正誤——糾正前人的錯誤、附方——介紹方劑及主治疾病。

不僅如此，《本草綱目》對藥物和藥方的收集也是務求全備的。它收集的途徑共有三種：一是收集古方，整理前人的研究成果；二是廣泛從民間收集偏方；三是透過實地考察，親自試驗，自主研發。

為了撰寫《本草綱目》，李時珍幾乎走遍了大江南北，踏遍了名山大川，當然也留下了很多傳奇的故事。

有一次，李時珍採藥歸來，在回家的路上路過一處驛站，看見幾個馬伕圍著一口鍋在煮草藥。李時珍很好奇，就上前請教。馬伕們說，他們長年趕車，常常損傷筋骨，就拿這種草來舒筋活血，這種草叫「鼓子花」，又叫「旋花」，療效很好。李時珍聽了非常高興，立即拿筆記下來：旋花可以益氣續筋。

還有一次，李時珍聽人說，北方有一種藥叫曼陀羅花，吃了可以讓人迷幻，甚至麻醉昏迷。於是他立即從老家趕往北方。幾經周折，終於找到這種曼陀羅花。為了檢驗它的藥效，李時珍親自嘗試了一下，結果真像傳說的那樣。於是他就記下來：曼陀羅花可以充當手術用的麻醉劑。

李時珍這種「神農嘗百草」的精神，受到了後世的尊崇。正是在這種精神的支持下，《本草綱目》的撰寫獲得了極大的成功，也為中華醫藥作出了巨大的貢獻。

在分類學方面，它格式統一、敘述科學，改進了中國傳統的藥物分類方法。例如，把「蟲藥」細分為一百零六種，其中昆蟲藥七十三種，分卵生、化生、溼生三大類，這對動植物分類學的發展具有重大意義。

在藥物學方面，它糾正了前人在藥物學上的許多錯誤，載錄了大量寶貴的附方、驗方、病案醫學史料等醫學數據。

在博物學方面，它涉及內容廣泛，既是一部藥物學著作，又是一部具有世界性影響的博物學著作。

在進化觀方面，它把動物類藥按蟲、鱗、介、禽、獸、人的次序分類，反映了作者從低階到高級的生物進化觀。

因此，《本草綱目》可謂名副其實的中國古代藥物學集大成之作。

當然，《本草綱目》也不是沒有缺點。受那個時代思想水準的限制，加上鉅細靡遺的收錄原則，很多迷信的東西也被當作真事記錄下來，如書中說人吊死後的魂魄可以鎮驚嚇、人中黃（糞便）可以治嘔血等，就缺乏科學依據。但是，這些都是白璧微瑕，並不影響《本草綱目》的主要價值。

西元一六〇六年，《本草綱目》傳入日本；西元一六四七年，波蘭人彌格把它譯成拉丁文，從此它就在歐洲大陸上流傳開了。李時珍和他的《本草綱目》，連同為這部書傳播作出貢獻的人們，將永遠為後人所景仰。

第二章　中醫診斷

第一節　經為一貫用心機，指下回聲診妙記——「號脈」與「四診」

中醫診斷方法中，最重要的一種是「號脈」，又叫「把脈」，即望、聞、問、切四診中的「切」法，它的學名叫「脈診」。

用號脈的方法診斷病情，早在長沙馬王堆漢墓出土的帛書中就有記載了，那是西漢初期的事。《史記》中對此也有記錄。作為一種診療方法，它的出現時間可能要早得多。

西晉王叔和的《脈經》是中國第一部脈學專著，脈學方面的理論在這部書裡已經相當完備了。由於脈診是中醫特有的診斷方法，歷史悠久，所以這方面的傳說故事有很多。

東漢和帝的時候，有一位名叫郭玉的太醫丞在脈診方面極為精通。和帝聽說後，就想試驗一下，於是假稱宮裡有女子生病了，命他前來診治。和帝事先派一個宦官藏在女子帷帳之中，只露出一隻手臂在外邊。郭玉來了，切脈診斷了一下覺得很奇怪，就跟和帝說，這個人脈象左陰右陽，非男非女，懷疑是個不正常的人。和帝聽了非常吃驚，連連讚嘆郭玉醫術高明。

另一個故事更為神奇。

清代有位名醫叫賴琢成，他最擅長治療婦科疾病。有一次，一個婦女產後肚腹疼痛，月餘不止。賴琢成把完脈說，這是胎氣不順造成的。旁邊人都笑話他。這個病婦也不相信，說自己剛生完孩子才一個多月，怎麼可能這麼快又懷了呢？賴琢成說，脈象顯示是這樣，並不是空口白話，於是給病婦開了幾服紫蘇和氣飲。結果三天之後，病婦的病大大減輕。又過了六天，病婦果然生下一個男孩。賴琢成又給她開了幾服佛手散，病婦沒幾天就痊癒了。有人迷惑不解，就來問他。賴琢成說，這個婦女懷的本是雙胞胎，只是因為各種原因，其中一個胎兒受了損傷，事後又沒有採取安胎措施，反而讓庸醫們當瘀血病來治，所以越治越嚴重，自己只是按脈象用藥罷了，這有什麼好奇怪的呢？

只用三根手指輕輕一搭，就能知道人的健康狀況，這難道是特異功能嗎？當然不是。脈診是有科學依據的，它建立在中醫學「人的生命是一個有機整體」的觀點之上。

首先來說什麼是「脈象」，以及脈象為什麼能反映各臟腑的健康情況。

脈象就是脈搏跳動的情況，脈象的產生與心臟的跳動情況、氣血的盛衰情況、經絡的暢通情況等因素密切相關。心臟是脈搏產生的動力器，血脈是輸送氣血的管道，而氣血是形成脈象的物質基礎。所以，脈象情況直接反映了心臟、血脈、氣血的健康情況。

不僅如此，人的血脈遍布全身，氣血的執行必須由各大臟器來協調：肺是百脈匯聚的地方，主管血液的布散；脾臟是充養氣血的地方，主管氣血的生化；肝臟是調節血量的地方，主管氣血的儲藏；腎臟是產生和儲藏精氣的地方，精能生血化氣，為各臟腑活動提供原動力。

古代醫學家們把手腕部位的脈搏稱為「寸口」。中醫認為，寸口屬手太陰肺經，是氣血匯聚的地方，而五臟六腑十二經脈氣血的執行皆發揮於肺、止於肺，所以臟腑氣血病變可以從寸口部位表現出來。

這樣一來，脈象顯示的就不僅僅是心臟、血脈、氣血的健康情況了，而是傳達了全身各臟腑器官的健康訊號。一旦各臟腑器官有了病變，必然會從脈象上顯示出來。這樣，脈象就成了診視病情的重要依據。

那麼，脈象又是如何反映各臟腑健康情況的呢？

寸口是從手腕橫紋向上大約寸許長的一段脈動，這段脈動是切脈的部位。古代醫學家們把寸口從腕橫紋向上漸次分為寸、關、尺三段。

左右手的寸、關、尺部位分別對應著不同的臟器：左手的寸、關、尺分別對應著心、肝、腎和膀胱；右手的寸、關、尺分別對應著肺、脾胃和腎。這樣，短短的一段寸口，就成了反映全身臟腑健康情況的視窗。

早期的脈診並不像現在，只按寸口就可以。而是採用「遍診法」，也就是從頭頸、手足等身體多個部位取脈診斷，所以方法比較複雜，《黃帝內經》就記載了這種診法。

後來在秦漢時成書的《難經》中，開始記載現在的「獨取寸口」的脈診方法，也就是隻按手腕橫紋以下寸許脈搏的診脈方法。這一診法確立後，一直沿用到現在。

脈診是一項非常細緻的技術活，需求診斷者遵循一系列規則，還需求有豐富的經驗。

首先是脈診的時間。中醫認為，脈診最好選擇在清晨。《素問·脈精要微論》認為，人在清晨的時候，陰陽二氣還沒開始變動，也還沒有飲食，經脈調勻而沒受到干擾，這時候診斷，最能發現病症所在。當然，並不是說其他時間就不能診脈。明代著名中醫汪機就曾說過，如果遇到有病，可以隨時診脈，而不必拘泥於清晨。

診脈的時候，不但要求環境安靜，還要求醫生和患者精神上保持安靜、專注。醫生診脈前一定要靜心，將注意力完全集中在手指上；患者也需求平靜一會兒，保證脈象的平靜。診脈時患者取坐位或仰臥位，手臂與心臟保持在同一水平位，手腕舒展，掌心向上。

然後就是指法和定位。診脈下指時，首先用中指按在橈骨頂端突起部位內側，也就是「關」的部位，之後其餘二指再定位：食指「寸」脈部位，無名指「尺」脈部位。三指應呈弓形，不是用指頭，而是以指腹按觸脈搏，因為指腹感覺較為靈敏。

三指布指的疏密應該根據患者身高臂長情況具體而論：身高臂長者寸口較長，布指宜疏；身矮臂短者寸口較短，布指宜密。部位取準後，三指同時用力按脈，稱為總按；為重點體會某一部脈象，也可用一指單按其中一部脈象，稱為單按。在臨床上，這兩種手法常常並用。

給小兒診脈情況比較特殊。因為小兒寸口較短，常常容不下三指，這就需求用「一指定關法」，通常是用大拇指。

切脈的時候，為了更準確地辨別脈象，還需求用三種不同的指力去按壓脈搏：輕輕按在皮膚上為「浮取」；中等力度按至肌肉稱為「中取」；用力稍重按至筋骨稱為「沉取」。這三種手法又被稱為「舉」、「按」、「尋」。

「寸」、「關」、「尺」三部，每一部有「浮」、「中」、「沉」三候，所以這種手法又被稱為「三部九候」。用不同手法取到的脈，說明患者所患病症不同。通常，脈浮於外者病位淺，沉於裡者病位深。

診脈時不僅需求用不同的力度，當三部脈情況異常時，還需求逐漸挪移指位來尋找，使診斷更為準確。

診脈還有一個規矩，叫「五十動」。意思就是每次診脈，都要保證每側脈搏跳動不少於五十次，然後才可以下結論。這樣做一方面是為了保證診斷結果的準確性，另一方面也是為了提醒醫者診脈時要嚴謹認真，不可草率。

如果滿五十動仍不能確診，則需求延至第二個、第三個，乃至更多的五十動，以達到準確診斷的目的。所以，一般情況下，診脈時間應該在三到五分鐘。

正常的脈象又叫「平脈」或「常脈」。「平脈」的特點是：在「寸」、「關」、「尺」三部皆有脈，一呼一吸間脈搏跳動四到五次（相當於每分鐘跳動七八十次），節律一致，脈象不浮不沉，不剛不弱，不粗不細，從容和緩，柔和有力。

當然，這些特徵可能會隨氣候、地理環境、性別、年齡、體格等不同而有相應的變化，這些變化都是正常現象。

西晉王叔和的《脈經》將脈象總結為二十四種，元代滑壽的《診家樞要》又將脈象的分類發展為三十種。李時珍的《瀕湖脈學》認為脈像有二十七種，明代李士材的《診家正眼》在李時珍的基礎上，增加了「疾脈」，發展到二十八種脈象。後代醫者多採用二十八種脈象說。下面擇要介紹幾種脈象。

浮脈。特點是輕按的時候可以感覺到，重按的時候搏動感減輕，這種脈象通常說明患者外感病邪。因為外感病邪，人體五氣之一的衛氣便會鼓動到體表來抵抗病邪，所以脈象自然就淺了。

沉脈。與「浮脈」相反，「沉脈」的特點是輕按不容易感覺到，重按才會感覺到。這種脈象說明患者病邪已侵犯到體內。

遲脈。就是脈搏跳動緩慢，通常每分鐘在六十次以下。呈現這種脈象，說明患者患有寒證，因為寒證會導致氣血凝滯，執行緩慢。

數脈。與「遲脈」相反，「數脈」就是脈搏跳動急促，通常每分鐘在九十次以上。呈現這種脈象，說明患者患有熱證，因為外感風熱會造成臟腑邪熱鼓動，血行加速。

細脈。特點是按上去感覺細小，而且起落明顯。這種脈象多說明患者患有虛證或溼病，這些病容易造成氣血虛虧或脈絡狹窄，因而脈象細小。

以上只是就常見的幾種脈象作簡要介紹，真正診斷發揮來還需求有豐富的經驗和敏銳的洞察力。值得補充的是，諸種脈象中若是脈搏跳動有力，則說明氣血充足，病情相對較輕，這就是中醫說的「實脈」；相反地，如果脈搏跳動無力，則說明氣血受損虧虛，病情相對較重，醫治起來也麻煩些，這就是中醫說的「虛脈」。

各種脈像往往不是單一存在的，更多的情況是多種脈象均有呈現，這時就需求辨證論治。

古人曰「脈理精微，非言可盡，心中了了，指下難明」，說的就是脈診之難。

當然，儘管脈診是中醫診斷方式中最具特色的一種，它畢竟只是中醫診斷方法之一。而且，還有脈象與病症不相符的情況，這就需求判斷症狀和脈象的關係，反覆觀察分析，然後才能下診斷。

有的時候病情過於複雜，就需求四診並用，或採取其他方法來診斷，四診即望、聞、問、切。《黃帝內經》中就提到了四診參合的問題，就是說診斷時要綜合利用各種方法來判斷，僅僅利用脈診來診斷是片面的，也是不嚴謹的。

「望」就是望診，是對病人面部器官的神色、形態及舌苔等表象進行觀察，以診斷患者病情的一種方式，一般分為望診和舌診兩部分。中醫認為五官連繫著五臟，是五臟的視窗：肝主目，心主舌，脾主口，肺主鼻，腎主耳。內臟有病變，往往會透過五官表現出來。不僅如此，從不同的面部形體動態和色澤情況，也可以看出氣血盛衰和疾病發展變化，這也是望診的重要方面。

望舌診病也是中醫診斷的一大獨特方法，就是透過舌質和舌苔情況判斷患者病情。中醫診斷一般是急性病重舌診，慢性病重脈診，因為舌象反映機體生理病理狀況比較及時準確。有經驗的中醫，往往能熟練運用望診，又快又準地診斷病情，這就是中醫所說的「望而知之謂之神」。

聞診包括聽聲音和聞氣味兩個內容，問診就是詢問病情，這兩種手法都比較常見，這裡就不多介紹了。

第二節　虛邪賊風避有時，真氣內守病安來——「體虛」和正邪之「氣」

「體虛」就是體質虛弱，中醫所說的「體虛」有著豐富的涵義：慢性疾病造成的虛證是一種體虛；身體功能退化造成的虛弱，現代西醫所謂的「亞健康」，就是體虛的一種。所以體虛並不一定是病。

中醫認為，體虛分為氣虛、血虛、陰虛、陽虛四種型別，這四種型別在心、肝、脾、肺、腎五臟中可能都有表現，所以每一種臟腑都可能有氣、血、陰、陽四種虛證。

氣虛是人體元氣不足引發揮的臟腑功能減弱、抵抗力減弱等病理變化。氣虛的表現有疲乏無力、呼吸短促、抵抗力差、頭暈盜汗、語聲低微等。造成氣虛的原因有疲勞過度、重病重傷、年老、營養不良、先天不足等。

血虛是指人體血液虧損、血液的營養和滋潤作用減弱，造成的身體各器官失養的病理變化。血虛的表現有面色萎黃、眩暈、心悸、失眠、脈虛細等症狀。造成血虛的原因有失血過多、久病陰血虛耗、脾胃功能失常等。

陰虛俗稱虛火，指陰氣不足、津血虧損造成的機體缺乏滋養，及其引發的一系列病症。陰虛主要表現為燥熱、易怒、面頰紅赤、口乾咽痛等症狀。造成陰虛的原因是勞損久病或熱病導致的陰液內耗等。

陽虛又稱陽虛火衰，是氣虛的進一步發展，指陽氣不足造成的機體功能衰退、代謝活動減緩、陽熱不足等病理變化的疾病。陽虛的主要症狀有畏寒怕冷、面色口唇色淡、食慾不振等。

很多體虛者往往不是單一的陰、陽、氣、血四種虛證，還常常出現「兩虛」的症狀。「兩虛」指兩種虛證同時存在的情況，「兩虛」有氣陰兩虛、陰陽兩虛、氣血兩虛等幾種情況。在「兩虛」患者身上，往往兩種虛證的症狀都會存在。

中醫認為，人體正氣也就是元氣充沛，外界的邪氣就無法侵入。因為如果人體臟腑功能強大，元氣充足，氣血充實而且流暢，衛外固密，免疫力和抵抗力就強。外邪難以侵入，內邪也無法產生，疾病自然就不存在了。

所以，古醫書裡說，邪氣聚集的人，元氣受邪氣侵蝕，必然會造成體虛；邪氣之所以聚集，又多是因為體虛，身體抵抗力和免疫力差造成的。中醫認為，正氣與病邪是疾病發生過程中的一對基本矛盾，正氣不足，元氣不旺，是疾病發生的根本原因和內在根據。

人體正氣對外界邪氣具有防禦作用，這主要表現在如下幾個方面。

首先是抵禦外界邪氣侵入。外界邪氣如果要侵入人體，人體內的正氣必然會奮起抵禦。如果正氣充足，抵禦邪氣的力量就強，病邪就難以侵入，疾病當然就被拒之門外了；在正氣旺盛的前提下，即使有邪氣侵入，正氣仍能抑制甚至驅除消解邪氣，疾病也難以產生，這種情況下，即使邪氣未除，得病也會較輕，治療起來也容易些。

其次，正氣還具有修復調節人體機能的作用。邪氣的侵入會導致機體陰陽失調、臟腑機能損傷、津液虧耗等疾病，這時候正氣充足的人，其體內的正氣就會對這些耗損進行修補、調節，疾病自然也就自動痊癒了。

再次，疏導經絡、協調臟腑經絡功能，也是正氣防禦作用的重要方面。分布到臟腑經絡中的正氣，稱為臟腑經絡之氣。臟腑經絡中的正氣流布全身，執行不息，可以調節各臟腑經絡的機能，並協調全身精血津液的代謝及輸布，使之通暢無滯塞。這樣，痰飲、瘀血等病，乃至內生的風、寒、溼、燥、火等五邪也就消弭於無形了。

正邪之氣相搏，兩者孰勝孰負，是決定發病與否的根本原因。中醫認為，在這個搏鬥過程中，正氣所起的作用是居主導地位的。

正氣虛弱容易感染外邪。正氣虛弱，則免疫力和抵抗力差，肺與皮膚的抗病功能低下，這時候人就容易感染外邪，疾病於是就產生了。

人體正氣虛弱容易產生病邪而生病。人體正氣不足，臟腑功能就容易失調，氣血津液的生成、輸布也容易產生障礙，不僅可能產生痰飲、水溼、瘀血、結石等病理產物性病邪，還可能導致風、寒、溼、燥、火等五邪的產生。

正氣的充沛與否，還決定著疾病的輕重與治癒的難度。正氣與邪氣相搏，即使正氣不能勝邪而產生疾病，相對來說，正氣充足的患者發病會輕，病邪侵入較淺，治療起來也容易痊癒；相反地，正氣虛弱的患者，發病往往就重一些，病邪侵入較深，也就相對難治些。前面說到脈象的虛實時也提到，實脈好治，虛脈難癒，就是這個道理。

正氣在發病中的主導地位，還表現在單純虛損性病症的形成上。先天不足、後天營養不良、勞體耗神、年老體衰等因素會造成正氣不足，時間久了，就容易繼而導致臟腑器官等的組織結構缺損、功能不良、氣血津液不足。一些以正氣不足為主要或完全表現的疾病，如某些發育遲緩、不育不孕、產婦缺乳、臟器脫垂、老年皮膚乾燥等，往往就是這麼造成的。

當然，在發病過程中，邪氣（泛指各種致病因素）的作用也是不可忽視的，在很多情況下甚至造成主導作用。但是，外因雖然是重要條件，卻往往是客觀存在的、不可控的；而內因才是根本原因，也是可以透過飲食藥物等途逕自主調節的。所以，養補正氣才是增強體質的根本途徑。

第三章　中醫治療

第一節　草木之精——中藥

中藥即中醫用藥，是指中國傳統中醫的特有藥物。中藥按其形態可分為植物類、動物類、礦物類三大類。

植物類中藥，即各類具有治癒疾病療效的草藥，由於藥物中草類占大多數，所以記載藥物的書籍便常常被稱為「本草」，如《神農本草》、《本草綱目》等。

動物類藥物，即動物身上可以入藥的部位或器官，如蛇膽、熊膽、五步蛇、鹿茸、鹿角等。

礦物類在中藥中所占的比例很小，常見的如龍骨、磁石等。

中藥中大部分藥材是生長於本土的，但隨著中國對外交流的發展，異域的藥材也不斷流入中國，豐富了中國的藥材種類。

◆中藥的配伍

中醫用藥講配伍，也就是指有目的地按病情需求和藥性特點，有選擇地將兩味以上的藥物配合使用。中藥配伍既反映了中國傳統哲學的相生相剋原理，也是歷代醫家實踐經驗的總結。

疾病的發生和發展往往是錯綜複雜的，常表現出多種症狀，因此往往需求混合使用多味藥材。但是藥物與藥物之間存在著複雜的關係，就像人與人之間的關係一樣，有的親密無間，有的相安無事，也有的視如寇讎。這些複雜的關係都會影響對疾病的治療效果。

中醫在為病人開處方時，必須深知藥物之間的相互作用，互相抵消藥效、處於對立關係的藥物是絕對不能出現在一劑藥中的，因為這樣不僅會影響療效，甚至還會損害病人身體。

◆中藥「七情」

人有七情，藥物也有七情，中國古人將人的性情賦予無情的草木，這既說明了藥物配伍的複雜，也說明只要掌握了各類藥物自身的特性，合理進行配伍，複雜的藥物也是會依從人類的願望，造成治癒疾病的作用的。

單行。只用一味藥就可以治癒疾病，而不需求和其他藥物配伍使用的情況稱為單行。如「清金散」就是一種單行藥，它只有一味藥——黃芩，主治肺熱咳血。

相須。把一些效能、功效相近的藥物配合起來使用，它們原有的療效會大大提高，這種配伍方法就叫相須。如全蠍與蜈蚣同用，兩者止痙定搐的藥效都會大大提高。

相使。就是把效能功效相似或雖不相似但治療目的一致的藥物相配合來使用，以一種藥物為主，另一種為輔，藉以提高主藥療效的用藥方法。如將黃耆與茯苓配合，以黃耆為主藥，儘管與黃耆的補氣利水功效不同，茯苓主要用於利水健脾，但兩者相配合使用的時候，茯苓能夠大大提高黃耆補氣利水的功效。

相畏。即某些具有毒性反應或副作用的藥物，在和另一些藥物配合使用時，前者的毒性和副作用可以被後者削弱減輕。如生半夏、生南星在與生薑同用時，前兩者的毒效能被生薑減輕或消除，就可以說，生半夏和生南星畏生薑。

相殺。即某些藥物能減輕或消除另一些藥物的毒性或副作用。仍以生南星、生半夏和生薑為例，前兩者的毒性和副作用可以被後者減弱，這叫相畏；反過來說，後者可以削弱前兩者的毒性和副作用，這就叫相殺。也就是說，相畏和相殺是對同一配伍關係的正反兩種說法。

相惡。即一味藥物能降低甚至抵消另一味藥物的功效。如萊菔子能削弱人蔘的補氣作用，所以稱人蔘惡萊菔子。

相反。即兩味藥物合用時能產生或增強毒性反應或副作用。

相惡、相反的兩種藥物配合在一起使用會對藥物的療效有不同程度的妨害。但相反、相惡導致的後果卻不一樣。相惡雖然可使藥物的某些方面的功效減弱，但卻是一種可以使用的配伍關係，並非絕對禁忌。相反卻會危害患者的健康，甚至危及生命，所以相反的藥物原則上屬於絕對禁忌。目前醫藥界共同認可的配伍禁忌，有「十八反」和「十九畏」。

「十八反」：甘草反甘遂、大戟、海藻、芫花；烏頭反貝母、瓜蔞、半夏、白蘞、白及；藜蘆反人蔘、沙參、丹參、玄參、細辛、芍藥。

「十九畏」：硫磺畏朴硝，水銀畏砒霜，狼毒畏密陀僧，巴豆畏牽牛，丁香畏鬱金，川烏、草烏畏犀角，牙硝畏三棱，肉桂畏赤石脂，人蔘畏五靈脂。

◆中藥的四氣和五味

四氣又稱四性，即寒、熱、溫、涼四種藥性，主要反映藥物在影響人體陰陽盛衰、寒熱變化方面的作用和傾向，是藥物作用性質的重要概念之一。四氣中的寒涼和溫熱分屬陰陽，兩者作用相反，是兩種對立的藥性；而寒與涼、溫與熱具有共性，性質相同而程度有別。此外還有平性，是指藥物寒熱之性不明顯，作用和緩，但未脫出四氣範圍。

四氣主要是從藥物作用於身體所發生的反應概括出來的，是與所治病症的寒熱性質相對而言的。故藥性的確定以中醫寒熱辨證綱領為理論基礎，以用藥反應為依據，以病症寒熱為準則。

能夠減輕或消除熱證的藥物，一般屬於寒性或涼性；能夠減輕或消除寒證的藥物，一般屬於溫性或熱性。此外，能夠促進臟腑功能活動，改善臟腑功能減弱所表現出的寒性病理狀態的藥物，一般認為具有溫熱之性；能夠抑制或降低過於興奮的臟腑功能而表現出實熱或虛熱病理狀態的藥物，一般認為具有寒涼之性。

一般而言，具有疏散風熱、清熱瀉火、涼血解毒、清熱化痰、瀉下熱結、滋陰降火等作用的藥物，性屬寒涼；具有發散風寒、溫裡散寒、補火助陽、溫經通絡、回陽救逆、化溼和中等作用藥物，性屬溫熱。另外，藥性寒熱與具體功效是共性與個性、抽象與具體的關係。藥性寒熱只反映藥物影響人體寒熱變化、陰陽盛衰的基本傾向，只是該類藥的共性和作用的基本傾向，並非具體功效。

臨床用藥中，一般「療寒以熱藥，療熱以寒藥」，即陽熱證用寒涼藥，陰寒證用溫熱藥，即根據病症的寒熱性質，選用性質相反的藥物，這是中醫臨床用藥的一般原則。藥物的四氣理論為這一用藥原則提供了藥理依據和理論基礎。

五味指藥物具有的辛、甘、酸、苦、鹹五種不同的基本味，還包括附屬於酸的澀味和附屬於甘的淡味。五味代表藥物所具有的不同功效和用途，是藥物功用的重要象徵。

五味最初指藥物、食物的真實滋味，是根據口感得到的感官認知，與實際滋味相符。後來人們發現藥物滋味與其作用之間存在一定相關性，於是就用味來解釋和歸納藥物的作用，這就是早期的五味理論。

隨著用藥實踐發展和對藥物作用的深入了解，人們又發現藥物的作用與滋味之間並無明確的一致性，一些藥物的作用很難用其真實滋味來解釋，因而又採用了以作用來推定其味的方法，這時的五味已非味覺所能感知的真實味道。這就突破了味覺概念，將五味上升為藥性理論層次，從而形成了成熟的五味理論。它是在大量臨床實際經驗累積基礎上，推導得來的關於藥物作用的理性認知，是中藥作用規律的高度概括和象徵。

五味的主要作用及臨床意義如下。

辛：能散、能行，具有發散、行氣、活血等作用。辛味藥一般用來治療表證和氣滯血瘀所致的腫痛、結節、血塊等。

甘：能補、能緩、能和，具有補益、緩急止痛、調和藥性、和中等作用。甘補是甘味藥最重要的功效之一。此外，某些甘味藥還具有解藥食中毒的作用。一般用甘味藥治療氣血虛證，痙攣疼痛，脾胃不和，藥物、食物中毒等。

酸：能收、能澀，即有收斂固澀作用。酸味藥常與澀味藥並稱，作用亦接近但不盡相同，一般用來治療久瀉、久痢、久咳、自汗、盜汗、尿頻、遺尿、早洩、遺精、脫肛等，還可用於津液耗傷、筋脈失養而致的筋脈痙攣、屈伸不利之症，以及胃陰不足而致的口乾舌燥、不思飲食、舌苔剝脫等症。

苦：能洩、能燥。洩的作用有通洩（瀉熱通腸）、清洩（清熱瀉火）和降洩（降洩肺胃上逆之氣）之分。燥即燥除溼邪、治療水溼的作用，其中又有苦寒燥溼和苦溫燥溼的不同。苦味藥一般用治熱結便祕、氣逆喘咳、胃氣上逆嘔呃、熱盛心煩及實火上炎等證。此外，「苦能堅」，可用於治療陰虛火旺證。

鹹：能軟、能下，具有軟堅散結及瀉下的作用特點。鹹味藥一般用治瘰癧、癭瘤、癥瘕及便祕等，還可入腎補腎，壯陽益精。

淡：能滲、能利，具有滲溼利水的作用。淡味藥一般可用以治療痰飲、水腫、溼濁、小便不利等證。

澀：能收、能澀，具有收斂固澀作用。澀味藥可用於澀腸止瀉、收斂止血、斂汗、澀精、縮尿等。由於澀味與酸味功用基本相同，故常酸澀並稱。

每一種藥物都具有性和味，性和味分別從不同角度說明藥物的性質、特點和作用。前者主要說明藥物影響人體陰陽盛衰、寒熱變化的作用性質，後者則揭示藥物多方面的基本作用。性同而味不同，其作用往往互不相同；味同而性不同，作用亦大相逕庭。所以，只有性味合參才能較全面了解藥物的作用和性質。

同時，性和味都屬於效能範疇，僅僅反映藥物共性和基本特點，較為抽象。要全面準確地掌握各種藥物的個性特點，還必須進一步深入了解藥物的具體功效。

◆中藥的偏性

中醫認為，人的生理狀態屬平、屬正，疾病的發生則使人體臟腑功能失去協調，表現為陰陽盛衰之偏。藥物的作用就是治療疾病，糾正這種陰陽之偏，因此必須具有糾偏的特質，才能滿足治療需求。

從總體來說，中藥的治療特性可統稱為藥物的偏性。因為藥物的治療作用是由自身所具有的多個偏性決定的，以偏糾偏是藥物治療的性質所在。因此，藥物的治療特性，包括藥物的性味、歸經、升降浮沉、有毒無毒等，可統稱為藥物的偏性。藥物的偏性是中藥作用功效的內在根據。

同時，中藥藥性是對中藥的不同作用觀察總結而形成的理論內容，屬於藥性的理論層次。而對於不同的中藥而言，不可能是藥性理論層次的全面反映，而是藥性要素的個體化組合和藥性理論內容在單味中藥中的個體化表現，屬於藥性的藥物層次。藥物藥性的這種個體化表現，習慣上稱為中藥偏性。而且，這種個體化組合也決定了不同中藥的差異具有絕對性，並造成了功效與作用的差別，是中藥偏性的又一表現。

◆中藥的副作用

「是藥三分毒」，在治療某種疾病的過程中，藥物不可避免地會對病人的身體產生一定程度的損害，只是作用顯著與否的區別而已，所以在治癒疾病的同時，要盡量減小藥物的副作用。

中藥也會有不同程度的副作用。大部分中藥是天然藥物，其中所含的有效成分比較複雜，如生物鹼、皂素、鞣酸質、精油等。一般來講，中藥的副作用比人工合成的西藥要小一些，但也有些中藥毒性較大，如紅砒石、白砒石、水銀、斑蝥、青娘蟲、生藤黃等，所以在使用這些中藥時必須慎重。

中藥切忌濫服，濫服中藥不但達不到預期的治療效果，反而會對內藏器官有所損害。近年來，因濫服中草藥導致腎炎和急性腎衰竭的病人日漸增多，因此人們對中草藥腎毒性的了解有待提高。

◆中藥的禁忌和忌口

服用中藥的禁忌大致可以分為四類。

第一，中藥配伍禁忌。某些藥物因配方後可以產生相反、相惡關係，使彼此的藥效降低或引起毒副作用，因此禁忌同用。

第二，孕婦用藥禁忌。因孕後婦女大多對大寒、大熱、破血祛瘀及毒性較大的藥物耐受性差，因此對相關藥物必須忌用，以免出現胎動、墮胎的危險。

第三，服藥期間飲食禁忌。俗稱忌口，即在病人服藥期間，有些食物是應該盡量避免，或者絕對不能食用的。忌口可以分為與某一類藥物對應的忌口和不同病情條件下用藥時的忌口兩類。

第四，中藥湯劑禁忌過夜服用。中藥中含有澱粉、糖類、蛋白質、維生素、精油、氨基酸、酶及其他微量元素等多種成分，如果過夜服用或存放過久，這些物質會因空氣、溫度、時間和細菌汙染等因素的影響，發生分解減效，發酵水解，甚至使藥液發餿變質。

俗話說，「吃藥不忌口，壞了大夫手。」在民間，病人普遍遵循的忌口常識，有的經驗被證明是合理的，而有些則是沒有科學根據的。因此，正確合理地忌口是病人戰勝疾病的必要保證。

如服用清內熱的中藥時，不宜食用熱性的食物；在服溫中藥治療寒證時，應忌食生冷食物。如果吃了禁忌的食物，療效就會大打折扣，甚至會發揮相反的作用。

另外，由於疾病的關係，在服藥期間，凡屬生冷、油膩、腥臭等不易消化或有特殊刺激性的食物，都應忌食。當然，忌口也不能絕對化，要因人、因病而異。對一般病人，特別是慢性病人來說，若長期忌口，忌食的種類又多，則容易導致營養不良，病人的抵抗力下降，對藥物的吸收率降低，不利於恢復健康。因此，在醫師的指導下，病人可適當食用一些增加營養的食物，以免營養缺乏之。

第二節　漫道經脈不可尋，還教針石起沉痾——針灸和推拿

中國的針灸之術不僅是中華民族的驕傲，亦使外國人嘆為觀止。將細長的毫針灸入人體的不同穴位，竟能治癒各種疾病，這是古老的迷信，還是醫學的奇蹟？

◆針灸的歷史

相傳針灸起源於三皇五帝時期，是伏羲氏「嘗百藥」、「制九針」，發明了針灸治病之法。隨著相關歷史文物的不斷出土，針灸療法起源於石器時代這一事實已得到確證。專家推測，原始時期人類就發現用手按摩、捶拍，以及用尖銳的石器按壓疼痛不適的部位，可以使原有的症狀減輕或消失，這一無心的發現便成為針灸的源頭，而最早的針具——砭石也因此而產生。

隨著社會生產力的發展，針具逐漸由最初的砭石發展成青銅針、鐵針、金針、銀針，直到現在使用的不鏽鋼針。現代中醫與現代先進的醫學科技相結合，又創造出了許多科技含量很高的針具，如聲電波電針、電火針、微波針等。

灸法是將點燃的灸條置於人體相應的穴位上，利用火的溫熱來刺激穴位，達到治療疾病的效果。所以，灸法應該出現在火被發現和使用之後。在使用火的過程中，人們發現身體某些部位的疼痛經火的燒灼、烘烤可以得到緩解或解除，繼而學會用獸皮或樹皮包裹燒熱的石塊、砂土進行區域性熱敷，後來又逐漸發展為以點燃樹皮或乾草烘烤來治療疾病。

經過長期的摸索，人們發現，艾葉作為灸治的材料，具有易於燃燒、氣味芳香、資源豐富、易於加工儲藏等優點，後來艾葉就逐漸發展成為最主要的灸治原料。

西元一九七三年，長沙馬王堆三號墓出土了有關針灸的醫學帛書《足臂十一脈灸經》和《陰陽十一脈灸經》，這兩部帛書具體論述了人體十一條脈的循行分布，各種病候表現和相應的灸治方法，說明這時期已形成了完整的經脈系統。

《黃帝內經》是現存最早的中醫經典著作，書中已經形成了完整的經脈系統，既有十二經脈、十五絡脈、十二經筋、十二經別，以及與經脈系統相關的標本、根結、氣結、四海等，也對腧穴、針灸方法、針灸適應證和禁忌證等作了詳細的論述，而以其中的《靈樞經》所記載的針灸理論最為豐富和系統。至今《靈樞經》仍是針灸學的核心內容，故而又被人們稱為《針經》。

到了戰國時期，神醫扁鵲撰著《難經》，對針灸學進行了補充和完善。晉代醫學家皇甫謐潛心鑽研《內經》等著作，撰寫了《針灸甲乙經》，書中全面說明了臟腑經絡學，發展並確定了三百四十九個穴位，並對其位置、主治、操作進行了說明，同時介紹了針灸方法及常見病的治療。

唐宋時期，針灸學有了很大發展。唐代醫學家孫思邈在其著作《千金方》中繪製了彩色的《明堂三人圖》，並提出了阿是穴的取法及應用。

到了宋代，著名針灸學家王惟一編撰了《銅人腧穴針灸圖經》，考證了三百五十四個腧穴，並將全書刻於石碑上供學習者參抄拓印。他還鑄造了兩具銅人模型，外刻經絡腧穴，內建臟腑，作為針灸教學的直觀教具，並作考核針灸醫生之用，促進了針灸學的發展。

元代滑伯仁所著的《十四經發揮》，首次將十二經脈與任督二脈合稱為十四經脈，對後人研究經脈很有裨益。

明代是針灸學發展的鼎盛時期，名醫輩出，針灸理論研究逐漸深化，也出現了大量的針灸專著，如《針灸大全》、《針灸聚英》、《針灸四書》。特別是楊繼洲所著的《針灸大成》，彙集了明以前的針灸著作，總結了大量的臨床試驗經驗，內容豐富，是後世學習針灸的重要參考書。

清初至民國時期，針灸醫學開始由興盛走向衰落。西元一七四二年，吳謙等撰《醫宗金鑑》，其《醫宗金鑑．針灸心法要訣》不僅繼承了歷代前賢針灸要旨，並且加以發揚光大，通篇圖文並茂，自乾隆十四年以後被定為清太醫院學生必修內容。

清代後期，道光皇帝為首的統治者以「針灸火灸，終非奉君之宜」的理由，悍然下令禁止太醫院用針灸治病。由於針灸治病深入人心，故在民間仍廣為流傳。西元一八二二年，針灸名醫李學川撰《針灸逢源》，強調辨證取穴，針藥並重，並完整地列出了三百六十一個經穴，至今仍為今天針灸學教材所用。

民國時期政府曾下令廢止中醫，許多針灸醫生為了保存和發展針灸學這一醫學瑰寶，成立了針灸學社，編印針灸書刊，開展針灸函授教育等。近代著名針灸學家承淡安先生為振興針灸醫學作出了畢生貢獻。

針灸作為一門古老而神奇的科學，早在西元六世紀，便傳播到了國外。目前，在亞洲、歐洲、拉丁美洲的一百二十多個國家和地區，都有醫生應用針灸為其人民治病。西元一九八七年，世界針灸聯合會在北京成立，針灸作為世界通行醫學的地位得以確立。

◆針灸的分類和功效

針灸法可簡略地分為傳統針灸法和現代針灸法兩大類。其中，傳統針灸法包括毫針灸法、灸法和拔罐法。

毫針是一種針灸專用針，針體纖細修長，中國古代的毫針多為銀製，現代針灸毫針則多為不鏽鋼針，毫針由於針尖直徑只有毫米，因此易於進針，給患者造成的疼痛感也最小。

傳統灸法是將艾絨或其他藥物放置在體表的穴位部位上燒灼、溫敷，借灸火的溫和熱力以及藥物的作用，透過經絡的傳導，造成溫通氣血、扶正祛邪、治療疾病和預防保健作用。

拔罐法是應用各種方法排除罐筒內空氣以形成負壓，使其吸附體表以治療疾病的方法，又稱吸筒療法、拔筒法。古代時以挖空獸角製成罐筒來拔罐，稱角法。透過吸拔，可引致區域性充血或鬱血，促使經絡通暢、氣血旺盛，具有活血行氣、止痛消腫、散寒、去溼、散結拔毒、退熱等作用。

此外，還有三棱針灸法、皮膚針灸法、皮內針灸法、火針灸法、芒針灸法、電針灸法等其他針灸法。

中醫療法隨著現代醫學的進步也不斷地發展革新，傳統針灸法與先進的醫學儀器結合起來，出現了多種現代針灸方法，如聲電波電針法、電火針法、微波針法、穴位雷射照射法等，使得這一中醫技法呈現出了不同的面貌。

針灸具有多方面的功效，主要有疏通經絡、調和陰陽和扶正祛邪等。

針灸最基本、最直接的治療原理是透過使淤阻的經絡暢通，使其發揮正常的生理作用。經絡的主要功能是執行氣血，倘若經絡不暢，氣血執行則受阻，常出現疼痛、麻木、腫脹、瘀斑等症狀。針灸選擇相應的針灸手法使經絡暢通，氣血執行恢復正常。

中醫認為疾病發生的原因是複雜的，但歸根結柢可歸納為陰陽失衡，針灸透過經穴配伍和針灸手法來調和經絡陰陽屬性，使身體恢復健康。

疾病的發生，常被形象地表述為「邪氣入侵」，治癒疾病的過程其實也就是扶助正氣、祛除邪氣的過程。採用針灸療法治病，就是將針灸作為輔助正氣的方法，幫助病人戰勝體內的邪氣，以達到治癒疾病的效果。

◆針灸的特點和應用

針灸療法的神奇之處在於治病不靠吃藥，只是將針灸入病人身體的一定部位，以刺激神經，引起部位反應。或是用火的溫熱刺激灼燒部位，以治療疾病。經臨床驗證，針灸療法由內而外的治療方式，是對人體損害最小、療效迅速的一種治療方法。

針灸療法有許多優點。它具有廣泛的適應性，可用於內、外、婦、兒、五官等多科疾病的治療和預防；治療效果比較迅速和顯著，特別是具有良好的興奮身體機能、提高抗病能力和鎮靜、鎮痛等作用；相較於其他的治療方式，針灸療法不用吃藥，不使用現代醫療器械，是一種經濟的治療方式；針灸療法沒有或極少有副作用，基本安全可靠，可協同其他療法進行整體治療。

毫針灸入病人穴位後，被施針的穴位周圍會產生或酸、或麻、或脹、或重的感覺，技術高超的針灸醫生會使穴位周圍一大區域域產生這種感覺，直徑可達5公分，甚至更大，這種感覺不會使病人感到不適，反而會有十分舒服的感覺。

當然，這也取決於病人的身心狀態。身心放鬆的病人，身體肌肉處於放鬆狀態，不會阻礙醫師進針，這樣針灸發生疼痛的機率會大大降低；如果病人緊張焦慮，醫師進針受阻，那麼疼痛感是會經常發生的。

中國的針灸理論十分豐富，主要包括十四經脈、奇經八脈、十五別絡、十二經別、十二經筋、十二皮部和孫絡、浮絡等組成部分，以及三百六十一個腧穴、經外奇穴等腧穴與腧穴主病的知識體系。針灸理論揭示了人體特定部位之間的特殊連繫，並且在這一完善豐富的理論體系基礎上產生了一整套自成體系的治療疾病的方法。

針灸治療，首先是在臨床上按中醫的診療方法診斷出病因，確定病變屬於哪一經脈、哪一臟腑，辨明它是屬於表裡、寒熱、虛實中的哪一型別，然後再進行相關的配穴處方、施針治療。透過正確地施針可以通經脈、調氣血，使病體陰陽歸於相對平衡，使臟腑功能趨於調和，從而達到防治疾病的目的。

由於針灸療法具有獨特的優勢，早在唐代，中國針灸就已傳播到日本、朝鮮、印度、阿拉伯等國家和地區，並與這些國家的傳統醫術相結合，衍生出一些具有異域特色的針灸醫學。到目前為止，針灸已經傳播到了世界一百四十多個國家和地區，成為保障全人類生命健康的中藥醫療方式之一。

◆推拿的由來和功效

推拿是一種非中醫藥物的自然療法，是一種物理療法。通常是醫者運用自己的雙手於病患的體表、受傷的部位、不適的所在、特定的腧穴和疼痛的地方，具體運用推、拿、按、揉、捏、點、拍等形式多樣的手法，達到疏通經絡、推行氣血、扶傷止痛、去邪扶正、調和陰陽的療效。

推拿是中國古老的醫治傷病的方法，是中醫學的重要組成部分。中醫推拿有著悠久的歷史，被贊為「元老醫術」。中國的醫書中很早就有記載用推拿術救治病患的案例。

在《黃帝內經》中，推拿療法的適應證和禁忌證得到初步的總結，書中指出各種痺證、痛證、痿證及某些急證可以透過按摩來治療，而腹部患有膿腫者則應禁止施以切按手法。這說明先秦時期，人們對推拿已有一定程度的了解。

《周禮》記載了戰國時期名醫扁鵲運用推拿等治療方法搶救虢國太子「屍厥」暴疾的

故事。這是有關使用推拿療法醫治例項的最早文獻記載。

成書於秦漢時期的《黃帝岐伯按摩經》是中國第一部推拿專著，可惜此書早已遺失，其具體內容已無從知曉，但由此亦可知推拿術在當時已經得到了人們相當的重視，推拿已成為藥物治療、針灸治療之外救治病患的另一種選擇。

東漢時期著名醫學家張仲景在《金匱要略》中介紹了按壓前胸搶救呼吸驟停病患的心臟復甦術和膏摩治療術，這些都是中醫推拿的最初應用。

現代醫學認為，推拿主要是透過刺激末梢神經，促進血液、淋巴組織及組織間的代謝過程，以協調組織、器官間的功能，使身體的新陳代謝水準有所提高。如按揉足三里，推脾經可增加消化液的分泌功能。

從現代醫學角度來看，推拿手法的機能刺激，透過將機能轉化為熱能的整體作用，以提高部位組織的溫度，促使毛細血管擴張，改善血液和淋巴循環，使血液黏滯性減低，降低周圍血管阻力，減輕心臟負擔，故可防治心血管疾病。

由於推拿能疏通經絡，使血氣周流，保持身體的陰陽平衡，所以接受推拿後患者可感到肌肉放鬆，關節靈活，精神振奮，消除疲勞，對保證身體健康有重要作用。

◆推拿的手法

推拿要施力於穴位，但除了認準穴位外，還要講究力量的輕重、揉捏的次序、頻率、以及方法等，這些都稱為手法。手法正確才能造成預期的治療效果，如果推拿不當，甚至會損傷患者肌肉組織及骨骼。推拿手法主要包括下面幾種。

按法。利用指尖或指掌，在患者身上適當部位，有節奏地一起一落按下，叫做按法。通常使用的有單手按法、雙手按法。

摩法。摩就是撫摸的意思。用手指或手掌在患者身體的適當部位，給以柔軟的撫摸，叫做摩法。摩法多配合按法和推法，有常用於上肢和肩端的單手摩法和常用於胸部的雙手摩法兩種。

推法。向前用力推動叫推法。臨床常用的有單手和雙手兩種推摩方法。因為推與摩不能分開，推中已包括有摩，所以推摩常配合一起使用。像兩臂、兩腿等肌肉豐厚處，多用推摩。

拿法。用手把適當部位的皮膚，稍微用力拿起，叫做拿法。通常在腿部或肌肉豐厚處使用單手拿法。

揉法。用手貼著患者皮膚，做輕微的旋轉的揉拿，叫做揉法。像太陽穴等面積小的地方，可用手指揉法，對於背部面積大的部位，可用手掌揉法。揉法具有消瘀去積、調和血行的作用，對於部位痛點，使用揉法十分合適。

捏法。在適當部位，用手指把皮膚和肌肉從面骨上捏起，叫做捏法。捏法和拿法有些類似的地方，但是拿法要用全力，捏法用力要輕些。捏法是按摩中常用的基本手法，它常常與揉法配合進行。

捏法能使皮膚、肌腱的活動能力加強，改善血液和淋巴循環。淺捏可祛風溼、化瘀血。深捏可治療肌腱、關節囊內部及周圍因風溼而引起的肌肉和關節疼痛。

顫法。顫法是一種震顫而抖動的按摩手法。將大拇指垂直地點在患者痛點，動作以迅速而短促、均勻為合適。顫法與動分不開，所以又叫它顫動手法。顫法又分為單指顫動法和雙指顫動法兩種。

打法。打法又叫叩擊法。臨床上多在按摩手術後配合進行。打法手勁要輕重有準，柔軟而靈活。手法合適，才能給患者以輕鬆感。打法主要用的是雙手，常用的手法有側掌切擊法、平掌拍擊法、橫拳叩擊法和豎拳叩擊法等。

◆推拿的適應病症

推拿適用於多種身體不適和病症，如扭傷、關節脫位、腰肌勞損、肌肉萎縮、偏頭痛、前頭後頭痛、三叉神經痛、肋間神經痛、股神經痛、坐骨神經痛、腰背神經痛、四肢關節痛、顏面神經麻痺、顏面肌肉痙攣、排腸肌痙攣，因風溼引起的如肩、背、膝、腰等部位的肌肉疼痛，以及急性或慢性風溼性關節炎、關節滑囊腫痛和關節強直等症。其他如神經嘔吐、消化不良症、習慣性便祕、胃下垂、慢性胃炎、失眠、遺精，以及婦女痛經與神經官能症等，都可以使用或配合使用推拿手法。

然而，不是一切疾病都可以使用推拿來治療，各種急性傳染病、急性骨髓炎、結核性關節炎、傳染性皮膚病、皮膚溼疹、水火燙傷、皮膚潰瘍、腫瘤，以及各種瘡瘍等症，皆不宜推拿治療。此外，經期婦女，懷孕五個月以上的孕婦，急性腹膜炎、急性化膿性腹膜炎、急性闌尾炎患者，久病而過分虛弱的、素有嚴重心血管病的或高齡體弱的患者，都是不宜按摩的。

第三節　片木能教身清暢，小罐足益體溫陽——刮痧、拔罐及其他

◆刮痧的歷史和療效

電影《刮痧》裡，爺爺給發燒的孫子刮痧，結果被不了解中國文化的美國人誤以為虐待兒童，因此引發一場官司，原本幸福美滿的家庭也四分五裂。這個悲劇無疑是由文化的差異和隔閡造成的。實際上，刮痧是一種療效顯著的中醫傳統療法。它以中醫理論為基礎，透過使用器具刮拭皮膚相關部位而達到疏通經絡、活血化瘀的目的，具有簡便廉驗、起效迅速的優點，是民間經常使用的外治方法之一。

刮痧歷史悠久，現在已很難考證它確切的產生年代，元代危亦林的《世醫得效方》中已有關於刮痧療法的詳細記載，但刮痧實際產生的時間定然遠遠早於此記載。

「痧」本是一類病症概括的名稱，刮痧就是要將體內的痧毒透過刮拭排出體外，從而治癒痧證。如果患其他病症，刮痧後的皮膚也往往呈現暗紅或暗青等類似於痧證的斑

點，因此這一療法就被統稱為刮痧療法。

刮痧治病雖然常為不了解的人所質疑，其實它是有一定科學道理和實質療效的。用刮痧器具在皮膚上反覆刮動，可以直接作用於肌肉，調節肌肉的舒張收縮，促進刮拭部位周圍的區域性血液循環，增加血液流量，達到活血化瘀的目的。

刮痧療法用刮痧器具摩擦刮動皮膚，還會產生熱量，使部位組織溫度升高，高度充血，血管擴張，血液流動加速，從而達到疏通經絡、舒筋理氣的效果；同時，淋巴的循環也隨之加快，運輸及吞噬作用加強，促使體內的毒素、廢物等加速排出，有效增強機體自身潛在的抗病能力和免疫機能的作用，從而達到防病治病的目的。

此外，刮痧時刮痧器具刮拭皮膚的外力作用還能使緊張痙攣的肌肉得以舒展，而且一定強度的持續刺激帶來的疼痛感會提高部位組織的痛感閾限，從而消除肌肉緊張和疼痛。

◆ 刮痧的方法和適應病症

刮痧時多選用瓷質或金屬質地、邊緣圓鈍的片狀用具，其中古錢幣是最為常用的刮痧工具，此外還有瓷調匙、圓鈕扣、竹片、水牛角片等，近年來已經出現刮痧板等專業工具。另需備少量食油、酒精、潤膚劑等置於小碗內，以供蘸取。

刮痧時，患者一般採取臥姿，充分暴露胸背部。刮痧者手持刮具，一側蘸取油或酒精，並將這一側的邊緣垂直緊壓於患者待刮拭部位，保持四十五度至九十度順向刮動，力道以患者能夠忍受為宜。刮拭順序依次為頸部、肩部、背脊兩側部、胸脅部和膝彎處。刮痧時間一般為每個部位三至五分鐘，連續刮至該處皮膚出現紫紅色或暗紅色的帶狀痕為止，但對於不出痧或痧少的患者，不可強求出痧。刮完後等三至五天，待痧退後再行第二次刮痧。明代郭志邃所著的《痧脹玉衡》一書詳錄多種刮痧手法，可供參考。

刮痧可治療多種病症，如因感外邪引起的感冒發熱、頭痛咳嗽、嘔吐腹瀉、高溫中暑，呼吸系統疾病、心腦血管疾病、胃腸炎，以及各種神經性疼痛、臟腑痙攣性疼痛等內科病症，因感風寒溼邪引起的各種軟組織疼痛、各種骨關節疾病、五十肩、腰肌勞損、肌肉痙攣、皮膚搔癢症等外科病症，都可使用刮痧療法。經常刮痧，可調整體內陰陽平衡、行氣活血、增加免疫功能。

刮痧雖有較好療效，但並不一定適用於所有人，心力衰竭、腎功能衰竭、全身重度浮腫者以及患肝硬化腹水者，忌刮痧；白血病患者和血小板較少的人需謹慎刮痧；皮膚潰爛、感染炎症或有腫瘤的部位，也不宜刮痧；孕婦刮痧則需避開腰、腹、骶等部位。

◆拔罐的歷史和功效

拔罐，就是拔火罐，又可稱為吸筒療法。這是一種用杯罐等作為工具，利用熱力排出其中空氣，形成負壓，使杯罐吸附於施治部位的皮膚，造成被拔部位的皮膚充血，達到治療目的的療法。

拔罐法從古代的「角法」演化而來。角法本來只是應用在外科癰腫方面，用挖空的獸角吸毒排膿，治療瘡瘍膿腫。後來角法的治療範圍擴大到風寒痺痛、虛勞喘息、肺癆風溼等外感內傷疾患，使用工具的種類也逐漸增加，唐代已經使用竹筒火罐等。因易於掌握操作且效果明顯，拔罐在歷代民間都流傳廣泛。新中國成立後，隨著方法改進，拔罐療法有了新進展，火罐的質料和拔罐方法均有改進和發展，治療範圍也進一步擴大，還開始在其他國家和地區應用。

拔罐之所以能治病，是由於拔罐時罐與皮膚之間存在真空，在負壓作用下，施治部位皮膚表面會溢位大量氣泡，從而加強區域性組織的氣體交換；負壓也使人體組織被吸引，造成高度充血、毛細血管破裂、紅細胞破壞，產生瘀血溶血現象，從而發揮行氣活血、消腫止痛之效。

由於拔罐還有熱力刺激，故可影響周圍肌肉及血管神經，促使血管擴張，促進部位血液循環，使新陳代謝更加旺盛，部位臟器機能及組織彈力增強，加快廢物排出，有助於溫經散寒、清熱解毒；同時促進淋巴循環加快，吞噬作用也被激發得更為活躍，對疾病的抵抗力也因此增強，最終達到減輕或治癒疾病的目的。

◆拔罐的方法和適應病症

從早期角法所用的獸角發展到現在，火罐已有竹筒火罐、瓷質火罐、銅或鐵罐、玻璃火罐、抽氣罐等其他形式。

竹筒火罐是取用堅實成熟的竹筒逐節截斷，一端留節作底，一端去節作口，再削去竹青部分，做成中段略粗、兩端略細的圓柱形管子，保證口底平整、周身光滑。竹筒火罐有大、中、小三種形式，大口徑的可用於面積較大的腰背臀等部位，小口徑的可用在四肢關節部位。

瓷質火罐多是用白陶土燒製而成、略帶黃色或褐色釉光的瓷質小罐，形狀口圓肚大。瓷罐裡外光滑，吸拔力大，但容易打破。農村喜用瓷質火罐，也常用茶杯、小口罐、小瓶、木碗等代替應用。

銅、鐵罐用銅或鐵皮製成，牢固耐用，不會破碎，但價格較貴，傳熱太快，易傷皮膚，目前已基本不用。

玻璃火罐是用玻璃燒製的，形狀肚大口小，口邊微厚，略向外翻。由於玻璃清晰透明，便於觀察，易於掌握吸拔的程度，故使用廣泛。

抽氣罐用玻璃或透明塑膠製成，形狀類似青黴素注射液的小藥瓶，但在瓶底處開口，瓶口處置活塞，便於抽氣。使用抽氣罐可根據病情需求掌握拔罐鬆緊，輕巧便攜，且不需燃燒排氣，但製作較為麻煩。抽氣罐是今後火罐的發展應用方向。

拔罐的方法很多，按排氣法分類有火罐、水罐、抽氣罐，其中火罐又分投火法、閃火法、貼棉法、架火法；按拔罐形式分類有單罐、多罐、閃罐、留罐、推罐；按整體運用分類又有藥罐、針罐、針藥罐、刺絡拔罐等。

投火法是用軟質紙或酒精棉球點燃後投入罐內，之後立即將罐扣在應拔部位。閃火法須將軟質紙或酒精棉球點燃伸進罐內，燃燒一會兒後取出，迅速將罐子扣在應拔部位。此法可避免灼傷皮膚。抽吸氣法是將罐底安上抽吸氣活塞，用注射針筒抽氣或注氣。這幾種方法在臨床中較為常用。

如果患部紅腫脹痛，須排出瘀血或炎性滲出物時，可以用消毒的皮膚針灸破病灶處表皮，使之出血，然後再拔。火罐吸附於患部後，可以滯留一段時間，稱為留罐；也可以將罐子自上向下反覆拉動至皮膚潮紅，這是推罐；或者握住罐子快速外拔並反覆多次，即閃罐。

拔火罐時，要選擇適當體位和肌肉豐滿的部位，並根據所拔部位選擇大小適宜的罐；燒的火不要太大，燃著物應放置得靠裡些，以免燙傷皮膚；拔罐時間以五至十五分鐘為宜，主要根據病人的感覺、罐子吸力的大小和患部肌肉的厚薄等決定；起罐時切忌硬拔硬拉，以免撕破皮膚，應一手拿住罐子，使其稍向一方傾斜，另一手用指沿罐口邊肌肉向下按壓，使皮膚和罐子間形成空隙，方便空氣進入，吸力自然消失，罐子就可以取下了；之後應檢查皮膚是否有水泡或燙傷，塗一些消炎藥膏等防止化膿。

拔火罐治療部分病症效果明顯，但要注意選擇所拔部位。像頭痛、眩暈、一般感冒風寒等，只需在胸背臀腰等部位交替間歇拔罐，即可減輕症狀。又如前額痛、偏頭痛、背重、悶氣不舒等，可拔在相應部位以緩解症狀。拔在胸部、背部可治療新舊咳嗽、氣喘等。拔在上腹部則可治療因受涼或飲食不當引起的腹痛、腸鳴、便洩等一般性胃腸障礙。至於風寒溼痺、四肢關節痛、瘀血膿腫等症，最適宜用火罐療法，只需在相應部位拔罐即有奇佳效果。

拔火罐雖然簡便易行、療效顯著，但並非對所有人都適用。患有皮膚過敏症狀、劇烈抽搐症狀、血友病的患者，以及全身枯瘦、皮膚失去彈性的人，都不宜使用火罐。

◆砭石的方法和功效

砭石，就是以石治病，用石製工具進行醫療保健。砭，即石針，是用石塊磨製的尖石或石片製成的針具，是中國最為古老的醫療用具。早在石器時代就已產生，東漢前逐漸消失，至今失傳已兩千年。關於砭的記載最早出現在《黃帝內經》中，它和針、灸、藥並稱中國古代四大醫術。砭還是針灸器具針的前身。

運用砭石治病的醫術被稱為砭術，後世多用金屬或帶刺的植物為針作為砭術工具。

後來的針、灸、推拿、按摩以及刮痧，都借鑑了砭術。

砭石治病，就是用砭或後來的三棱針、小刀鋒以及帶有細刺的龍鬚草、燈心草等，在病變處輕輕砭刺，使之少量出血，以便蘊阻體內的邪熱隨血外洩，從而達到治癒疾病的目的。砭最初專門用來切開癰腫，或穿刺膿包，排除毒血膿水。後來，它還適用於治療下肢丹毒急性發作，可使丹毒之高熱迅速降溫；對於紅絲疔（急性淋巴管炎）、沙眼、瞼緣炎等，亦操作簡便，療效顯著。

需求注意的是，砭石療法不適用於外科陰證、虛證及頭面部丹毒，下肢丹毒砭刺時亦不可太深，以免傷及經絡、血管。金屬針或植物針使用前都要嚴格消毒，病變處及周圍皮膚亦需於術前術後各自消毒。砭石用於治療眼部疾病時，注意切勿損傷眼球結膜、角膜；也不要過於損傷瞼結膜，以免結疤太大太深；也不能以手觸摸傷口，以免感染發炎。

◆導引的方法和功效

導引是古代的一種養生術，相當於現在的氣功或運動療法。修煉者調整身形，鬆弛身心，俯仰屈伸，活動關節，呼吸吐納，集中和運用意念，引導氣血執行，以達到保健強身、防治疾病和延年益壽的目的。

導引術源於上古，春秋戰國時期甚為流行。後為道教承襲，發展成為系統精密的修煉方法。歷代不乏導引名家，三國時期的名醫華佗模擬虎、鹿、熊、猿、鳥的動作，創造了「五禽戲」，較為全面地概括了導引療法的特點，推動了醫療體育和保健運動的發展。晉代葛洪，南朝梁代陶弘景，唐代司馬承禎、孫思邈，宋代張君房等，也都對導引術頗有研究，或自行創造，或撰書記載，豐富和發展了這一養生保健方法。

導引術或無導引動作，作為一種靜功自我療法，主要靠存想並配合一定的呼吸形式以安定精神、固培元氣，從而收防治疾病之效；或均為動功，藉助一系列導引姿勢，並配合閉氣內息功夫，使內氣匯聚相應部位，從而祛邪治病；或將意念、存想等靜功和導引姿勢等動功相聯合，以此培育精、氣、神，祛除病邪，防病治病。不管屬於哪種形式，導引術都需求和呼吸吐納相配合，凝神靜心，方能導引氣血執行。

導引術是中國古代醫學的主要治療方法之一。它強調在鬆靜自然、心態安和的狀態下，集中意念，利用呼吸的調整，主動導引氣血執行，是充分發揮和調動內在因素積極防病治病的方式，具有調養精神、通利關節、促進氣血流通、調節和增強人體各部分機能、誘導和啟發人體潛能、祛除疾病、增強體質的功效。同時，導引術不需求任何器材，對環境要求度不高，人人均可採用，可謂簡便易行、療效顯著的醫療方式。

第四章　中醫故事

第一節　不為良相，願為良醫——文人與中醫

中國古代有句話：不為名相，則為名醫。也就是說，如果不能治理天下，那麼就去治病救人。所以，很多文人都喜歡並精通醫術，也樂意研究醫術，或為人治病，或強身健體。不少文人都有和中醫有關的故事流傳下來，成為中醫文化中一道獨特的風景。

◆王羲之與鵝掌戲

晉代大書法家王羲之家中修建有兩個水池，一個是書聖每日洗墨的墨池，還有一個就是飼養其心愛白鵝的鵝池。每當王羲之寫累了，便放下筆，走到鵝池邊去觀鵝，看著

潔白的鵝群在綠水中悠閒地划動著鮮紅的鵝掌。久而久之，他不禁模仿起鵝群的動作來，並且編制了一套健身操，這套健身操包括鵝划水、覓食、行走、引頸向天歌等一系列動作，後世稱此操為「鵝掌戲」。

「鵝掌戲」不僅可以活動四肢和軀幹，長期練習還能增強體力，在訓練臂力和腕力方面更是效果顯著。王羲之將「鵝掌戲」與書法創作結合在一發揮，常年堅持，可以說，他筆走龍蛇的書法與這套自創的健身操是分不開的。

◆杜甫的「病歷」

在中國文學史上，杜甫的詩有「詩史」之譽。從醫學史和文獻學的角度說，他敘述自己患病的詩句，給世人留下了一份難得的「詩體病歷」。這些詩句既是詩聖的病史紀錄，同時又是中醫藥學史的補證數據，反映了唐代中國傳統醫學實在史況。

杜甫三十多歲即患上了風溼症，四肢麻木疼痛，關節難屈，長期的水上舟居生活，使這一疾病不斷加重。到了晚年，行走便不得不「緩步仍須竹杖扶」了，在他的詩中，有諸多關於風痺病的描寫。在成都浣花草堂居住時，杜甫寫了〈驅豎子摘蒼耳〉一詩，詩云：「卷耳況療風，童兒且時摘。」蒼耳又名卷耳，有發汗止痛、祛風除溼的作用。杜甫讓兒子採來，蒸煮後服食以治療風痺之疾。由於長年四處漂泊，風餐露宿，營養不良，杜甫的風痺症一直不癒，這給他帶來了很大的痛苦。

此後，杜甫又患上了消渴疾，即今天我們所說的糖尿病。杜甫在給詩人元積的詩中說：「我如長卿病，日夕思朝庭。肺枯渴太甚，漂泊公孫城。」長卿即西漢文學家司馬相如，他也患有消渴病。消渴病以腎、肺、胃三臟為中心，表現出多飲、多食、多尿、消瘦，或以尿濁、尿有甜味為特徵。「肺枯渴太甚」一句，正是杜甫對自己患消渴病，肺燥多飲症狀的敘述。

四十歲時，杜甫旅居長安。當時長安陰雨連綿，氣候潮溼，蚊蟲滋生，因此杜甫又染上了瘧疾。在給高適的詩中，他寫道：「三年猶瘧疾，一鬼不消亡。隔日搜脂髓，增寒抱雪霜。」寥寥數筆，便將自己苦於瘧疾的心境和症狀描寫了出來。直到晚年，瘧疾仍折磨著這位懷才不遇的大詩人，他後期的詩中，仍可見「瘧疾終冬春」的敘述。

杜甫晚期的詩歌中，屢屢言及自己的肺病，如「肺病久衰翁」、「高秋疏肺氣」等，說明他已患了肺結核。五十六歲時，杜甫失聰。他在〈耳聾〉詩中說：「眼復幾時暗，耳從前月聾。」臨終前一年寫的「右臂偏枯半耳聾」、「老年花似霧中看」等詩句，以及有關金篦刮眼術等記載，都顯示出杜甫患有耳聾、白內障、肺結核等疾病，這些都是糖尿病的併發症。

◆柳宗元與《柳州救三死方》

元和十年，地處南方的邊遠小城柳州迎來了新任地方長官，從永州任上改貶柳州的著名詩人柳宗元。柳宗元在「永貞革新」失敗後被貶到永州，在永州度過了十年的時光。如今又被貶到更加荒涼落後的柳州，詩人心中充滿著憤懣與悲涼，而南方陰鬱少陽的氣候使詩人的情緒更加低落。

憂鬱的精神狀態加上水土不服，導致柳宗元很快就病倒了。為了治癒疾病，他開始向老百姓學習當地的醫術。在學習和治病的過程中，柳宗元漸漸恢復了對生活的信心，決心利用刺史的有限權力，在柳州實行改革，為當地民眾做些好事。

他嚴令禁止江湖巫醫騙人，並透過發展文化衛生，來破除迷信落後的風俗。他親自栽種仙靈脾、木屑花、蒼朮、白朮等藥材，並進行深入的研究，寫下了〈種仙靈脾〉、

〈種術〉等詩歌來宣傳它們的療效。他還結合自己治病的切身經驗，宣傳推廣治療瘡方、治霍亂鹽湯方、治腳氣方等驗方，編成了著名的《柳州救三死方》。

治療瘡方

柳宗元剛到柳州的第二年就因為柳州潮溼的氣候而患上了疔瘡，疼痛難忍。後在當地一位壯族醫生的治療下，以蜣螂調製膏藥外敷，收到藥到病除的奇效。

治霍亂鹽湯方

元和十一年，疾病又纏上了這位多難的詩人，這次是更加嚴重的霍亂。在他寫給朋友韋珩的詩中，柳宗元敘述了霍亂的臨床症狀，還了解到誘發霍亂的是「噬毒」，也就是吃了一種「毒」，這在當時是對霍亂這種傳染病最科學的認知。關於治療霍亂行之有效的藥方，柳宗元稱之為「霍亂鹽湯方」，即將食鹽溶於童子尿中，入口後再吐出。

治腳氣方

南方之地向來極易感染腳氣病，柳宗元到柳州的第三個年頭又患上了嚴重的腳氣病。他的病情很嚴重，夜半突然發作，接著昏迷了三天三夜。後採用滎陽人鄭海美所傳的杉木湯，病情緩解，服用三劑後，腳氣病得到根治。

◆「不為良相，願為良醫」的范仲淹

在宋人吳曾的《能改齋漫錄》裡記載了這樣一個故事：

有一次宋代名儒范仲淹到祠堂求籤，問以後能否當宰相，籤詞表明不可以。他又求了一籤，祈禱說：「如果不能當宰相，願意當良醫。」結果還是不行，於是他長嘆說：「不能為百姓謀利造福，大丈夫還能做什麼呢？」

後來，有人問他：「大丈夫立志當宰相，是理所當然的，您為什麼又祈願當良醫呢？這是不是有點太卑微了？」

范仲淹回答說：「怎麼會呢？有才學的大丈夫，固然期望能輔佐明君治理國家，造福天下，哪怕有一個百姓未能受惠，也好像是自己把他推入溝中一樣。要普濟萬民，只有宰相能做到。現在籤詞說我當不了宰相，要實現利澤萬民的心願，莫過於當良醫。如果真成為技藝高超的好醫生，上可以療君親之疾，下可以救貧賤之厄，中能保身長全。身在民間而依舊能利澤蒼生的，除了良醫，再也沒有其他了。」

慶曆三年，范仲淹任參知政事，實現了他「為良相」的夙願，開始進行大刀闊斧的改革，希望能普濟萬民。在當時，醫生人數很少且水準不高，因此醫療事故很多，范仲淹針對這種情況，在給朝廷的奏議中提出，由國家在首都舉辦高級醫學講習研究班。這種研究班設定醫學基本理論、醫療、針灸、藥學等科目的必修課程，並且規定學習年限與選試辦法。這對於提高習醫者的醫學知識和診療技能，以及選用高水準的醫生，都很有裨益。

但令人惋惜的是，范仲淹對國事提出的十條革新建議，全都遭到保守派的反對與攻擊。不久，范仲淹的參知政事職務被罷免，國家高級醫學講習研究班也隨之夭折。這不能不說是中國醫學領域發展的重大損失。

◆蘇軾與龐安常

北宋時期的文壇魁首蘇軾對中醫也頗有研究，並且有醫論、醫方存世，著名的《蘇學士方》便是他收集的中醫藥方。後來人們把蘇軾收集的醫方、藥方與沈括的《良方》合編成《蘇沈良方》，至今仍存。

宋神宗元豐二年，蘇軾因「烏臺詩案」被控入獄，經過多方營救，才免去了滅頂之災，元豐三年，他被貶到黃州。從這時開始蘇軾與當時的名醫龐安常結緣。蘇軾謫居黃州後，買了塊地，自己墾田躬耕，可能因為勞作不慎而致手臂受傷腫脹，在訪醫求治過程中，在麻橋這個地方結識了名醫龐安常。龐安常是宋代著名的醫學家，長於針灸，著有《傷寒總病論》等醫學著作。蘇軾也知醫識藥，兩人一見如故，遂成莫逆。蘇軾到龐家後，受到了熱情接待，留住數日，經針灸治癒了臂疾。

元豐五年三月，病癒後的蘇軾與龐安常相攜，同遊清泉寺，即興寫下了流傳千古的〈浣溪沙〉一詞：「山下蘭芽短浸溪，松間沙路淨無泥。蕭蕭暮雨子規啼。誰道人生無再少？門前流水尚能西！休將白髮唱黃鷄。」這首詞也是蘇軾與龐安常友誼的見證。

◆蘇轍療疾用茯苓

在中國傳統醫學中，茯苓已有兩千多年的藥用歷史了。在《神農本草經》中，茯苓被列為上品，有「久服安魂，養神，不飢，延年」的作用。茯苓性味甘平，歸心脾腎經，以茯苓製成的食療佳品甚多，有茯苓膏、茯苓糕、茯苓餅、茯苓餛飩、茯苓湯、茯苓粉、茯苓麵條、茯苓包子、茯苓蒸魚、茯苓蒸鷄、茯苓酒等。說起茯苓的藥用功效，還有一個和唐宋八大家之一的蘇轍有關的故事。

蘇轍是蘇東坡的弟弟，也是北宋著名的文學家。他年少時體弱多病，夏天因為脾胃弱而飲食不消，食慾不振；冬天則因為肺腎氣虛而經常感冒、咳嗽。請了許多大夫，服了許多藥物也未能根除。

過了而立之年，蘇轍向別人學習養生之道，練習導引氣功，並且經常服用茯苓，多年之後，多年的疾病竟然消失得無影無蹤。從此，他便專心研究起中醫中藥來，並寫下了〈服茯苓賦並引〉一文。文中寫道：「服茯苓可以固形養氣，延年而卻老者。久服則能安魂魄而定心志，顏如處子，神止氣定。」

◆陸放翁治病救人

南宋淳熙二年，一場疫病在四川盆地流行開來，很多貧窮的百姓因無醫無藥而悲慘地死去，道路旁隨處可見橫陳的屍體，此情此景使時任成都府路安撫司參議的陸游悲痛萬分。於是他拿出自己微薄的俸祿與僅有的家財，購買藥材，並且親手調製湯藥，設藥缸於街頭，甚至還身攜藥囊，到處為人施藥醫疾。在他的救治下，很多百姓得以存活。

他在詩作中記錄了自己在成都施藥治病的經歷：「我遊四方不得意，陽狂施藥成都市，大瓢滿儲隨所求，聊為疲民發揮憔悴」，「驢肩每帶藥囊行，村巷欣欣夾道迎。共說向來曾活我，生兒多以陸為名。」老百姓感戴陸游的救命之恩，生了兒子取名時多冠以陸字，以示紀念。

陸游不僅是一位偉大的愛國主義詩人，也是一位醫術高明的醫生，他對中醫藥有著非常深入的研究。陸游活到八十五歲高壽，直到晚年還能下地務農，上山砍柴，身板硬朗。三十多年的懸壺生涯中，陸游的養生之道主要有以下幾條。

以元氣為根本

陸游重視養氣，認為養氣是養生的根本。所謂養氣即是培養固守元氣。他在〈雜感〉一詩中寫道：「養生孰為本，元氣不可虧。秋毫失固守，金丹亦奚為。所以古達人，一意堅自持。」陸游認為元氣是身體的根本，人們應該守護元氣，否則一旦元氣受損，任何金丹妙藥都於事無補。只要元氣得保，便無病無災。

陸游保守元氣的祕訣是氣功。「茅齋遙夜養心君，靜處功夫自策勛」、「惶惶心光回自顧，綿綿踵息浩無聲」，以及「氣住即存神，心安自保身」等詩句都說明了陸游對氣功的重視。另外，他的詩作中經常出現的「坐忘」、「止觀」、「養氣」、「存神」、「踵息」、「龜息」等，說的都是氣功。

暢心寬懷，順應自然

在鄉村的生活中，陸游沒有勞形之案牘，沒有亂心之紛爭，唯以山野林泉為家，農夫村婦為鄰，暢心寬懷，順應自然。他自號「放翁」，並且在詩中寫道「放翁胸次誰能測，萬里秋毫未足寬」。他認為只有恬淡虛無，減少私心雜念，才是養生的真諦。關於生老病死，陸游持達觀的態度，他意識到人生的生老病死是自然界的客觀規律，疾病是不可避免的，養生的目的不是為了長生，而是為了減少疾病，強身健體。

勞動和飲食

勞動也是陸游養生的重要方式，他的詩中經常出現他親自下地勞動的場面，如「堪嘆筋骨尤建在」、「夜半發揮飯牛，北斗垂大荒」。他不但從事農桑，還經常進行採藥、燒飯、修葺房屋等體力勞動。

在飲食方面，陸游也嚴格要求自己，力主飲食清淡。他在詩中寫道，「世人個個學長年，不悟長年在目前。我得宛丘平易法，只將食粥致神仙。」意思就是說，世上之人個個都想健康長壽，卻不知道健康長壽的訣竅就在我們的日常生活中，那就是多喝粥，少葷腥。「紫駝之峰玄熊掌，不如飯豆羹芋魁」，「怡然氣貌漸還嬰，淡飯粗裘過此生」，什麼山珍海味、駝峰熊掌都趕不上豆羹山芋對健康的助益之功。

◆唐伯虎田螺救人命

晚明時期，號稱「江南四大才子」之首的唐伯虎可謂詩、書、畫俱佳，但他還有一個鮮為人知的絕技，那就是他的醫術。據說唐伯虎醫術高明，深諳藥理，憑藉他的聰明才智，治癒了許多疑難雜症。

一天，同為「江南四大才子」之一的祝允明邀請唐伯虎到家中小酌，兩人飲酒正到高興處，忽然從後院傳來小孩的啼哭聲，這時僕人來報，說小少爺腹痛加劇，因此啼哭。唐伯虎便問：「不知姪兒所患何病？」祝允明長嘆一口氣，答道：「伯虎兄，實不相瞞，三天前小兒腹脹如鼓，小便不利，請了好幾位郎中診治，藥倒是吃了好幾劑，就是不見效，不知伯虎兄可有妙方？」唐伯虎拈鬚思忖了片刻，說道：「可試試看。」祝允明趕緊吩咐下人取來筆墨紙硯，唐伯虎揮筆在紙上寫下：「圓頂寶塔五六層，和尚出門慢步行；一把團扇半遮面，聽見人來就關門。」寫罷，他又說道：「將此物選大的備三個，與一枚蔥白共搗碎成泥狀，加鹽少許，敷在姪兒的肚臍上，不出一日，便可痊癒。」祝允明接過藥方來一看，原來是一首詩謎，心想：「這唐伯虎，什麼時候了還不忘賣弄才學。」又默唸了兩遍後，才恍然大悟，當即吩咐下人說：「去市場上買些田螺回來，記住了，選大個的。」很快，田螺買回來了，祝允明照方炮製。果然不出一日，小兒小便通暢，腹脹全消。祝允明笑著對唐伯虎說：「只知伯虎兄文采風流，不知還有此回春妙術，這江南才子之首的稱號，伯虎兄當之無愧啊！」

◆蒲松齡與醫學科普

清代蒲松齡不僅長於寫神鬼狐妖，且擅長岐黃之術，流傳於世的醫學科普著作有《藥祟書》、〈傷寒藥性賦〉等專著。此外，他的通俗雜著和詩文中也對醫學多有涉及，大大豐富了中國的醫學寶庫。

《藥祟書》

《藥祟書》成書於康熙四十五年，全書分為上、下兩冊，是蒲松齡收集、編纂的一本偏方、單方、驗方集，共收二百五十八方，列病症二百零七種，分四十部。書中所收之方，大多來自當地民間行之有效的土方、單方、驗方。另一部分則採錄自《肘後方》、《千金方》、《外科正宗》、《本草綱目》等古籍中適用於山村的一些小方。方中所用之藥，多為日常生活中常見的蔬果，如大蒜、薑、黃瓜、韭菜、蘿蔔、棗葉、棗等，昂貴的藥材概不收錄。治療之疾病也是鄉村常見病、多發病、急症和重危症。該書欄目清楚，查閱方便，宛如現代的診療手冊。

蒲松齡在序言中說：「疾病，人之所時有也。山村之中，不唯無處可以問醫，並無處可以市藥。集思偏方，以備相鄰之急。」收方的原則是「不取長方，不錄貴藥，檢方後立遣村童，可以攜取」。從這裡不難看出，作者深知人民罹患疾病之苦，洞曉群眾問醫求藥之難，從而輯錄成這部既方便又實用的大眾醫學手冊。

〈傷寒藥性賦〉

〈傷寒藥性賦〉是註解《傷寒論》的一篇賦文。它以鄉村庶民百姓為主要閱讀對象，通俗易懂，句短字少，節奏明快，便於記誦，是一篇醫學科普大作。

在這篇賦文中，作者採用韻文賦體形式，概括地介紹了《傷寒論》中的兩百餘方劑和八十多味中藥的藥性知識。對每個方劑和每味中藥，從藥理、藥性和治療等方面作了註解，文字簡明扼要，為初學者的理解記憶創造了條件。

〈疾病〉

〈疾病〉篇是蒲松齡編寫的《日用俗字》中的第十九章，寫成於康熙四十三年，目的是向廣大鄉民普及醫學知識。〈疾病〉篇為七言歌訣，共五十二句，雖然只有三百六十四字，但內容十分豐富。開頭提出「人生疾病有多般」，接著敘述了七十多種疾病，以及相關的防治知識，其範圍涉及內、外、婦、兒、五官、皮膚等多科，內容包括了病名釋義、症狀描述、治療方法和治驗總結等。

《草木傳》

《草木傳》又名《草木春秋》、《藥性梆子腔》，是一部用擬人化的手法撰寫的宣傳中藥知識的戲劇。全劇十回，約兩萬七千字，劇情跌宕發起，人物個性突出，想像豐富奇特，把六百餘味中藥的藥性、功用、相使、相反等形象地作了不同程度的介紹。這種利用戲劇藝術普及醫藥知識的形式，不能不說是中國古代醫學科普的一個創舉。

劇中的主角是甘草，傳說中的中醫鼻祖神農是劇中的「皇帝」。全劇圍繞著甘草這個人格化的主要形象，各味中藥根據其藥名、藥性分別被賦予不同的性格，透過劇中人物的動作、對白、唱段，塑造了各具特色的中藥人物群像。如甘草具有和諸藥、解百毒、補益中氣之用，作者就把它塑造成一位淳樸、剛直的國老形象；草決明具有平肝、清熱、明目之用，作者便安排他為善卜周易、兼治眼疾的算命先生。在劇本中，作者以豐富的想像力，將藥性、藥理巧妙地融會到劇情中去。《草木傳》既宣傳介紹了藥學知識，又使人們欣賞了文學藝術。

◆曹雪芹名中藏玄機

《紅樓夢》的作者是清代的曹雪芹，他有三個號：雪芹、芹圃、芹溪，都有「芹」字。這絕不是因為他江郎才盡，想不出更好的名字，而是緣於他對一種叫做「水芹」的植物的鍾愛，也因水芹治好了不少疑難病症。

相傳曹家被抄後，曹雪芹開始了漫長的「舉家食粥酒常賒」的窮苦生活。酒館裡有個年過半百的老夥計叫馬青，見曹雪芹滿腹學問，便不時地接濟他。久而久之，兩人成了推心置腹的好朋友。

有一回曹雪芹一連三天未見馬青露面，一打聽才知馬青病得不輕，便跑到馬青家看望。一進家門卻見馬青躺在炕上呻吟，見到摯友這般境況，曹雪芹心中十分難受。他走近炕前，為馬青號了號脈，隨即便跑到村頭的池塘邊，割下一把野生的水芹，熬成湯，餵馬青服下。此後三天，曹雪芹日日到馬青家中，為病友熬水芹湯。三天後，馬青竟在未服用其他藥物的情況下完全恢復了健康。

從此，曹雪芹名聲大振，前來求醫的村民絡繹不絕。他也因此就地取材，以水芹和從山中採來的草藥為主，為當地百姓治病，分文不收。為了表達自己為民治病的志向，他便自號「雪芹」，以後又起了「芹圃」、「芹溪」兩個號，以表達矢志為民醫治疾病的心願。

第二節　登彼九嶷歷玉門，壽如南山不忘慾——帝王與中醫

在古代，帝王也是食五穀而生，難免有病，也常與醫家打交道。一些帝王不甘心人生短暫，往往對醫術抱有不太實際的期望。不管出於何種動機，古代帝王對中醫的發展一般是持積極態度的，是有貢獻的。我們這裡講幾位帝王與中醫藥的小故事。

◆曹操的長壽之道

曹操是三國時期傑出的政治家、軍事家和文學家，他一生征戰南北，克袁紹，平烏桓，戰功赫赫，是一位文武兼備的風雲人物。他的兒子曹丕稱帝後，追封他為魏武帝。

曹操享年六十六歲，在人多短壽的亂世，實屬不易。而這與曹操注意保健強身，養生有道是分不開的。

曹操意識到人的生命是有限的，他在〈秋胡行〉中發出了「天地何長久，人道居之短」的呼聲。但是曹操認為人的壽命不是全然聽天由命的，透過適當的調養也可以延長人的壽命。他重視精氣，在〈陌上桑〉中寫道：「駕虹霓，乘赤雲，登彼九疑歷玉門。濟天漢，至崑崙，見西王母謁東君。交赤松，及羨門，受要祕道愛精神。食芝英，飲醴泉，柱杖桂枝佩秋蘭。絕人事，游渾元，若疾風游欻翩翩。景未移，行數千，壽如南山不忘愆。」他要學習赤松子和羨門子高深的神仙之道，愛護自己的精神，同時服食菊花、靈芝之類的藥物，達到健康長壽的目的。

史載曹操年輕時就很注重鍛鍊身體，常以「蹴鞠為學」，「蹴鞠」就是我們現在所說的足球。另外，國術也是他健身的一種方式。到晚年曹操專注練習氣功，認為嚥下津液能夠保持元氣，使人長壽；他還認為清淨淡泊，拋卻嗜慾，閉門靜坐，排除雜念，清心寡慾，能使自己的精力與自然之氣結合。

◆武則天的駐顏祕方

武則天十四歲進宮，成為唐太宗李世民身邊的才人，得到唐太宗的寵愛。唐太宗駕崩後，一度出家為尼，後來又奇蹟般地重返宮廷，成為唐太宗之子唐高宗李治的昭儀，後又成為母儀天下的皇后。但是武則天的野心不止於此，她挑戰了整個男權社會與一千多年的封建傳統，成為中國歷史上唯一一位登基稱帝的女皇。

武則天的成功，不僅與她堅毅、果敢的性格和出色的政治頭腦分不開，也因她有著驚人的美貌。據說八十歲的武則天依然容顏姣好，《新唐書》中說她「雖春秋高，善自塗澤，左右不悟其衰」。這位傳奇女性到底採用了怎麼樣的駐顏之術，使她保持容顏不衰、青春永駐呢？在她逝世之後，武則天的駐顏祕方公之於世，這一切都與一種神奇的草藥有關，這種草藥就是益母草。

益母草是中醫臨床常用的一味活血調經的婦科良藥，但武則天不是用它來治療婦科病，而是把它當作美容之方。據《本草綱目》記載，在農曆五月初五端午節這一天，收取益母草全株，用清水洗淨，擰乾水分，切細，烘乾或晒乾，研磨成細粉，加入適量麵粉和水，調和成雞蛋大小的團藥，然後用黃泥爐子蒸，上層和底層鋪碳，中間罩藥，大火燒約一頓飯的時間，接著用文火煨一晝夜的時間，再將藥取出，研磨成粉。每三百克藥粉中加入滑石粉三十克、胭脂三克放入瓷瓶器皿中以備用。每日早晚用此粉加入溫開水洗手、洗臉，或用於洗澡，便能使玉顏紅潤，消斑去皺，有除面黑之功效。

武則天正是靠著益母草神奇的美容功效，長期保持細膩嬌嫩的肌膚、青春潤澤的容顏。益母草也成為唐代以後歷代皇后美容養顏的祕方。

◆宋英宗詐病爭權

北宋時，英宗皇帝得了一種怪病，突然間行為失常，胡言亂語，號呼狂走，不能成禮，嚇壞了朝廷內外。太後及眾臣召集宮中御醫會診，遍採古今名藥偏方，結果就是如醫頑石，毫無效果。

一位細心的太醫仔細檢視英宗的病情後，心生疑慮，因為這位年輕的皇上看起來行為失常，如瘋如癲，而脈象卻很正常，不像有什麼病，難道另有緣故不成？他又觀察了幾日，發現皇上發病總是在眾人之前，尤其是曹太后在場時，皇上的病症便加劇。

這位太醫悟出了皇上的病因。原來這位年輕有為的皇上登基之初，勤於政事，將國事料理得井然有序，獎懲分明，朝人稱之為明君，只是重大決策和朝政，必須得到攝政的曹太后的同意。加之英宗並不是曹太后所出，直到二十九歲時才被立為太子，即位後大權始終掌握在曹太后之手。英宗越來越受不了太后的掣肘，感到這個皇帝當得名不副實，於是就裝病嚇人，想藉此以施加壓力，從太后手中奪回皇權。

太醫摸透了英宗詐病的底細，就晉見太后，說道：「太后，皇上的病，臣能治好，只不過，臣斗膽有一個請求，懇請太后定要依臣的處方抓藥。」曹太后說道：「愛卿，只要能治好皇上的病，什麼請求我都答應。」於是，這位太醫提筆開了處方，方子僅有兩字——「還政」。太后一看處方，賢明的她一下子就明白了英宗的病根，連連說道：「妙方，妙方！真是一劑瀉補相濟的妙方啊！」太后於是還政於英宗，這樣，皇帝的病也好了，一場朝廷風波就此平息。

◆宋孝宗食蟹致痢

宋孝宗曾患痢疾，太醫用了古方名劑無數，也沒能止瀉。太醫總管因此多次被斥責，面臨著被罷官的危險。不得已，總管德壽行走江湖，尋覓名醫偏方。

一日，他經過青宮寺廟，見到附近有一個小藥鋪，就進去詢問能否治痢疾。藥鋪掌櫃是一位隱姓埋名的江湖郎中，答道：「可以出診治療。」於是總管請他入宮。郎中進宮後，仔細詢問皇上的飲食起居及偏好，得知宋孝宗喜食海鮮，不久前有人進貢了一批鮮活的胡蟹，皇上十分喜歡，每頓都飽餐胡蟹。郎中再診皇上脈象，說：「鮮蟹性冷，食多致冷痢。」原來是食蟹過多，導致痢疾。遂進獻一單方，即選用新鮮荷藕，用金杵臼細細搗汁，濾其藕汁，用熱酒調和，數服果然有效。太醫院總管大喜，就以金杵臼贈之，並授以官職。

◆朱元璋與藥引子

英文中有一詞叫做「placebo」，中文翻譯過來叫做安慰劑。顧名思義，安慰劑實際上就是對疾病並沒有任何效果，卻由醫生開處方給病患服用的東西。

奇怪的是，在患者毫不知情的前提下，這種沒有藥效的安慰劑常常能夠造成意想不到的效果。安慰劑其實就是醫生根據病患的求治心理和對藥物的信賴所設計的一種善意的「小把戲」。其實這種「小把戲」流傳甚久，在明朝洪武年間發生的一件事中，就能看到安慰劑的影子，不過那時它叫「藥引子」。

一次，明太祖朱元璋的髮妻皇后馬氏得了重病，御醫百般診治，開了不少方子，均不見效。朱元璋心急如焚，下旨遍請天下名醫給馬皇后治病。沒過多久，一個大臣得知浙江蕭山有個叫樓英的郎中，醫術高明，有起死回生之術，人稱「神仙太公」。於是朱元璋下旨，召樓英進京給馬皇后看病。樓英接到聖旨，不敢違命於聖上，連忙來到京城。一入宮，顧不得旅途勞累，先去拜見太醫院的太醫，打聽馬皇后的病情及其所服之藥。樓英拿過藥方一看，上面都是些人蔘、靈芝、鹿茸之類的名貴藥物，不禁惴惴不安，心想：「這些個救命的藥都悉數用上了，看來皇后娘娘病得不輕啊！」

第二天，樓英跟著太監來到馬皇后的病榻前，小心仔細地檢查一番，心裡懸著的石頭總算落了地。原來，馬皇后看著臉色青黃，得的卻不是什麼疑難雜症，只不過是多食引起的脾胃不和，痰濁陰滯而已。只要用大黃、萊菔子這類極普通的藥就可以治癒。但此時樓英卻有些糊塗了，心想：「這麼個小病，太醫院裡那麼多御醫，怎麼會束手無策呢？」想到這，他又將在太醫院看過的藥方拿過來，仔細斟酌起來。突然他恍然大悟，皇后是千金之軀，若是用些低廉藥材，治好了病倒也罷了，萬一有個什麼閃失，必是藥石無力，追究下來，定將滿門抄斬，大禍臨頭，難怪御醫們一個個閃爍其詞。領悟了其中的利害，樓英左思右想，也不敢貿然下筆了。

就在他心中為難時，外面的太監高聲喊道：「皇上駕到！」樓英急忙放下筆跪在一邊。朱元璋走了進來，直奔馬皇后病榻。樓英哪見過皇帝，心下好奇，不由偷眼望去，卻猛地看見朱元璋皇袍上的一塊玉珮晶瑩剔透，閃閃發光，心中不禁一動：「我何不用玉珮作藥引子抬高身分。」想到這裡，樓英心裡安穩多了，提筆寫道：「萊菔子三錢，皇上隨身玉珮作藥引子。」

朱元璋看了，馬上解下玉珮，連同藥方一起遞給太監，吩咐即刻配藥煎藥。一會兒，太監將藥抓來煎好，服侍馬皇后服下。當晚馬皇后腹內咕嚕作響，大便通暢，安安穩穩地睡了一夜。第二天，樓英只讓馬皇后吃少量的淡粥素菜。幾天以後，馬皇后便病體痊癒，行動如初了。

朱元璋心中大喜，親召樓英說：「愛卿醫術高明，果然名不虛傳，今後就留在太醫院任職吧。」樓英不敢違旨，只好留在太醫院裡，藉此機會，他通讀了太醫院的皇家珍藏藥典，著書立說，醫術更加精妙。

◆康熙與地黃湯

康熙是清代有名的明君，學識淵博，於學無所不窺，對中醫亦有一定的造詣。據《庭訓格言》記載，他自幼讀過很多的醫書，許多都能爛熟於心。此外他也很留心西方醫學，亦有較深的了解，有時他還把中西醫對比加以討論研究。

康熙在政餘常常為臣下看病處方，自己也常以醫者自居，聽到臣屬有病，不是從醫學上加以指點，就是賜藥，甚至代為擬方。在這時期的奏摺中，經常可以看到臣子們謝他處方、賜藥，身體得以康復之類的言辭，同時，也為我們保存了康熙治病的醫案醫話史料。

康熙四十九年，曹雪芹的祖父江寧織造曹寅患疥在床，兩月不癒，病勢危急。康熙知道後，賜方六味地黃湯。曹寅病癒後，上表謝恩。康熙回覆道：「唯疥不宜服藥。倘毒入體，後來恐成大蔴風。證出海水之外，千方不能治。小心，小心！」後來康熙又建議曹寅「土茯苓可以代茶，常常吃去亦好」。

其實六味地黃湯不是治療疥病的，但康熙此次治療妙就妙在審病求因上。他深知曹寅身體有陰虛之候，地黃湯實屬治本之法。曹寅身體不虛之後，又再利用利溼、祛風、解毒的土茯苓代茶飲，並囑咐其要戒欲自愛。

◆孫中山與中醫

為民主革命奮鬥終生的孫中山，曾任民國大總統，他不僅是一位偉大的革命領袖，也是一位醫術高明的醫生。孫先生西元一八九四年畢業於香港西醫書院，開始在澳門、廣州行醫，尤以外科和治肺部疾病為長，在澳門開設中西藥局時，對貧病無資者免費診病，故名聲很大，享譽很高。但是孫先生對中醫抱有成見，認為中醫是一種沒有科學根據的迷信行為。他晚年病重時曾有人推薦當時的名醫葛廉夫為他診病，他說「餘平生有癖，不服中藥」，棄中藥方不用。

西元一九二五年一月二十六日，中山先生在北京協和醫院做手術，醫生開啟他的胸腔後發現肝臟已完全僵硬，屬於肝癌晚期，已無手術機會。同年二月十八日，經人建議請了北京名中醫陸仲安，診病後開了方藥一劑。在人們的勸說下，孫中山先生終於開始服用中藥。服藥後，先生的精神開始好轉，雖然中藥並沒有治癒先生的肝癌，卻延長了中山先生生命最後的時光。

孫先生一生中接受了中醫的兩次診察，服了一劑中藥。在他病逝前的八天裡，人蔘湯日日濡唇，想必這時的中山先生對中國的醫學應該有了新的認知。

第三節　方外之人，濟世之心——僧道與中醫

古代僧道為救世需求，往往研習中醫。這些方外醫家由於心無旁騖，動機單純，往往能有所成就。尤其是道教徒，在修煉內丹或外丹的過程中，對身體或藥物有著更為深刻的理解，從而對中醫有著特殊的貢獻。

◆葛洪與傳染病

古時候人們將傳染病叫做「天刑」，認為是天降的災禍，是鬼神作怪。到了晉代，道教徒葛洪開始系統研究傳染病，他認為傳染病不是鬼神引起的，而是中了外界的疫

氣。我們都知道，急性傳染病是微生物，包括原蟲、細菌、立克次氏體和病毒等引起的。這些微生物起碼要放大幾百倍才能見到，古代中國還沒有發明顯微鏡，當然不知道有細菌的存在。葛洪能夠排除迷信，指出傳染病是外界的物質引起的，這種見解已經很了不起了。

在他的醫學名著《肘備份急方》中記錄了多種急性傳染病的發病症狀、治療方法及致病原因，對傳染病的預防和治療產生了極大影響。

「屍注」——結核病

葛洪在《肘備份急方》中，記述了一種叫「屍注」的病，說患這種病的人會傳染。染上這種病的人說不清自己到底哪兒不舒服，只覺得渾身發熱怕冷，容易疲乏，精神恍惚，身體一天天消瘦，時間長了還會喪命。

葛洪描述的這種病，就是現在我們所說的結核病。結核菌能使人身上的許多器官致病。肺結核、骨關節結核、腦膜結核、腸和腹膜結核等都是結核菌引起的。葛洪也因此成為中國最早觀察和記載結核病的醫藥學家。

狂犬病

葛洪的《肘備份急方》中還記載了一種狗咬人引起的病症，就是我們現在所說的狂犬病。患上這種病的病患十分痛苦，受不得一點刺激，只要聽見一點聲音，就會抽搐痙攣，甚至聽到倒水的響聲也會抽風，所以狂犬病又被叫做「恐水病」。古時候，這種病是無藥可救的絕症。

葛洪想盡各種辦法來治療狂犬病，最後想到古人以毒攻毒的治病之法。他想，瘋狗咬人，一定是狗嘴裡有毒物，從傷口侵入人體，使人中了毒，那麼能不能用瘋狗身上的毒物來治這種病呢？他把瘋狗捕來殺死，取出腦子，敷在狂犬病人的傷口上。果然，有的人沒有再發病，有的人雖然發了病，但症狀也很輕。

葛洪用的方法是有科學道理的，是免疫學思想的萌芽。葛洪對狂犬病採取的預防措施，也稱得上是免疫學的先驅。歐洲的免疫學是從法國的巴斯德開始的。他用人工的方法使兔子得瘋狗病，然後把病兔的腦髓取出來製成針劑，用來預防和治療瘋狗病，在原理上與葛洪的做法基本上一致。當然，巴斯德的工作方法應該更加科學，但是比葛洪晚了一千多年。

天花

葛洪在《肘備份急方》裡寫道：有一年發生了一種奇怪的流行病，病人渾身發揮皰瘡，發揮初是些小紅點，不久就變成白色的膿皰，很容易被碰破。如果不好好治療，皰瘡一邊長一邊潰爛，人還要發高燒，十個有九個治不好，就算僥倖治好了，皮膚上也會留下一個個的小斑。小斑起初發黑，一年以後才變得和皮膚一樣顏色。

葛洪描寫的這種奇怪的流行病，正是後來所說的天花，《肘備份急方》中的記載應該是世界上關於天花的最早紀錄。而西方的醫學家認為最早記載天花的是阿拉伯醫生維薩留斯，其實葛洪生活的時代，比維薩留斯早了五百多年。

恙蟲病

我們現在已經知道，恙蟲病的病原體是沙蝨毒，沙蝨是一種比細菌還小的微生物，它充當了這種疾病的媒介。沙蝨螫人吸血的時候就把病毒注入人體，使人得病發熱。沙蝨生長在南方，據調查，恙蟲病只在中國廣東、福建一帶流行，在其他地方則極為罕見，而葛洪是透過艱苦的實踐，才獲得有關這種病的知識。

酷愛煉丹的葛洪曾在廣東的羅浮山裡住了很久，這一帶的深山草地裡就有沙蝨。沙蝨比小米粒還小，不仔細觀察根本發現不了。葛洪不但發現了沙蝨，還研究出它是傳染疾病的媒介，並將它記載了下來。他的記載比美國醫生帕姆在西元一八七八年對「沙蝨毒」的記載，早了一千五百多年。

◆於法開巧治疑難症

晉代僧人於法開精通醫術，《世說新語》、《晉書》等典籍中都記載過他行醫治病的故事。

一日，於法開求宿於一戶人家，恰好趕上這戶人家的主婦難產，幾天過去了，孩子仍然沒有生下來，性命懸於一線。主人見到於法開一副得道高僧的模樣，趕緊將於法開迎進家中。慈悲為懷的於法開當即吩咐主人宰羊，將羊肉切成塊，放在小耳朵裡煮。羊肉煮熟後，讓產婦吃下多塊，然後以針灸之，不一會孩子就呱呱墜地了。

《世說新語．術解篇》中記載了於法開為當時的名士郗愔治病的故事：郗愔非常信奉道教，對道教的養生之術無不勤勉奉行。但是郗愔卻經常感到腸胃不舒服，肚子裡經常傳出奇怪的聲音，看了許多大夫都沒有治好。一日，他聽朋友說起僧人於法開醫術十分高明，便差僕人去接請。於法開來後，診了診脈說：「先生你所患的病，是過分修行造成的。」說完揮筆寫下了一個方子。郗愔趕緊叫人將藥抓了來，熬製成一碗湯劑。喝下後，肚裡馬上起了反應，頓時大瀉，排出了好幾段拳頭大小的紙團，剖開來一看，竟是先前吞下去的符。

◆鑑真與天臺烏藥

天臺烏藥是烏藥中的上品，歷代本草典籍中記載：「烏藥，以產天臺者為勝，故稱天臺烏藥或臺烏藥。」天臺烏藥色白、質嫩、氣芳香，品質居全國之最，而天臺烏藥的歷史更是源遠流長，從周至今，跨越了兩千多年的時空，是中藥史上一顆璀璨的明珠。這種神奇的藥材還曾治癒了日本光明皇太後的痼疾，這個故事得從唐代高僧鑑真的第四次東渡說起。

西元七四四年，鑑真率弟子祥彥、榮睿、普照等三十餘人第四次東渡，前三次東渡不是木船被風浪擊毀，就是遭僧眾的阻攔或官府的禁止，都以失敗告終。但鑑真沒有放棄希望，他不斷總結失敗的原因，改變東渡的路線。這一次，他打算從明州即今天的寧波出發，經奉化、寧海等地出海。這年冬天，他來到了天臺山國清寺，正值黃昏，大雪紛飛，這座隋代古剎在冰雪中顯得特別的莊嚴，於是鑑真一行人在寺中住了下來。

在寺中小住期間，鑑真不僅受贈了天臺宗經典，還獲得了十一種名貴藥品和五十九種中草藥，天臺烏藥就在其中。雖然這次東渡在黃巖受官府所阻仍未成行，但是不能說一無所獲。十年後鑑真第六次東渡成功，來到了日本，他一邊弘揚佛法，一邊為日本民眾行善，受到了日本人民的尊敬。鑑真還把中國先進的醫術帶到了日本。這時的鑑真雖然雙目失明，但用藥卻依然準確無誤。

當時日本光明皇太后得了一種經年不癒的怪病，遍尋天下名醫奇藥，久治不癒。朝臣們聽說從東土大唐來了一位佛法深湛、醫術高明的高僧，趕緊上門拜訪，懇請鑑真為皇太后治病。鑑真為皇太后診病後，開了兩紙方子，一張方子上只是一些普通的藥物，而另一張寫著「天臺烏藥，煎湯服用」，然後他從隨身攜帶的藥囊中取出一種白色的散發著淡香的草藥，這就是鑑真從天臺山得到的天臺烏藥。皇太后服藥後很快就感到身體輕快了許多，連服幾劑，經年不癒之病竟全好了，日本皇室大喜，稱鑑真為「神農」。自此，天臺烏藥被譽為「長生不老藥」，美名廣為傳播。

第四節　且將岐黃術，寫入丹青中——繪畫中的中醫

在古代，由於中醫與人們的生活緊密地連繫在一起，所以也就成了文學和繪畫藝術所描繪的對象之一。詩文中的中醫，我們在本章第一節中已經提及，本節主要介紹古代繪畫中的中醫形象，這些形象更為直觀地再現了古代中醫文化。

◆武氏墓畫多岐黃

武氏墓群是東漢任城武家墓地的總稱，位於今山東省嘉祥縣城南三十里的紫雲山北麓。當時的任城武氏是東漢的一個地方官僚家族，武氏墓群於西元一四七年至一七〇年間建成，迄今已有一千八百年歷史，現屬全國重點保護文物。

武氏墓群發現漢畫像石四十四塊，繪有醫學傳說與生活衛生的有十四塊，其中醫學神話有八塊，反映飲食衛生的有五塊，描繪除害防病的有一塊。

其中一幅繪有長有羽翼的西王母，左右有羽人、雙人首怪獸等，最左端一人為扁鵲。扁鵲手執針砭，正給一跪地之人做針灸治療。這是神化扁鵲行醫活動的描繪，可見

早在漢代人們已把這位古代名醫推到了神的位置上。

另有一幅庖廚汲水炊飯圖，畫中左方一人跪在灶前躬身燒火，灶前置一甑一釜，灶上置斜煙囪，上面掛著豬頭、豬肘、魚、剝好的雞等。右方一人跪地，用盆洗刷，他的右方有一口井，一男一女正用桔槔汲水。這是死者生前的膳房一角，無論是備炊魚肉之豐，還是洗刷之講究，都充分展現了死者生前重視營養和注意飲食衛生。

還有一幅畫中刻有一人，因被蛇咬而倒地，以示蛇可以傷人；兩旁各來一人相救，右者執斧，左者持錘，擊向蛇頭，示人與蛇相鬥。其實這是一幅很好的除害防病的宣傳畫，用蛇咬傷人的事例來說明：人若不除害蟲，害蟲就會傷人。

◆敦煌古醫跡

敦煌莫高窟是世界上現存規模最大、保存最完好的佛教藝術寶庫，窟內五萬多平方公尺的壁畫是中國的珍寶。這些壁畫中，有不少畫面描繪了古代醫藥衛生的情況，為我們考證和研究古代的醫療衛生提供了文學之外更加形象的數據。

莫高窟北周第二百九十六窟的《福田經變》圖中有一幅一千多年前的診斷圖：患者

在兩個家人的攙扶下半躺著，下半身蓋著護巾，一位老醫生一手扶拐，一手為病人診脈。兩個家屬頭略前傾，以期待的目光看著醫者，其中既有對醫生的信任，也有對病人的擔心；老醫生神態靜默，正全神貫注地把脈，探尋病源。這個畫面與我們今天的中醫診病極為相似。

盛唐第二百一十七窟有一幅壁畫描繪了搶救患兒的場面：母親抱著得了急病的孩子，如痴如呆地望著他，心痛萬分，一旁守著的老婦人，面帶焦急；侍女雙眉半舒半蹙，扶著一位年高執杖的老醫生從院中走來；醫者表現出了搶救患兒的急迫，邊大步趕來邊望著患兒，準備救治。整個畫面動中有靜，靜中有動，每個人物的心理活動刻劃得恰到好處。

◆〈清明上河圖〉看汴醫

〈清明上河圖〉是北宋名畫家張擇端的巨幅長卷，也是中國繪畫史上的一顆明珠。畫中展現的是北宋京都汴梁的繁華景象，作者取材極廣，把當時各行各業盡收畫中，可謂包羅永珍，無所不有。其中的藥店診所的規模足以印證北宋醫學的發展水準。

小兒設專科始於唐而盛於宋，畫家沒有忽略這一時代特點，在畫中出現的三處診所中，小兒診所就占了兩處。其一在門前高懸的竹編挑子上，書著「專治小兒科」五個大字，堂內坐著一位醫生，旁邊有一人正領著孩子去求診；另一診所的門首也掛著「小兒科」的招牌，一些人站在那兒向裡觀看。

第三處診所，門前豎的牌子上寫著「專門接骨」的字樣。唐之前無外科、傷科之分，到宋代，外科、傷科才開始有了分科。圖中的骨傷科診所就是證明。圖中，兩個頭戴斗笠的人徘徊在診所門前，其中一人正欲入內求治。

〈清明上河圖〉中還繪有一處藥房，匾牌上寫著「本堂法制應症煎劑」以招來顧客。賣藥處以櫃檯將買藥人與賣藥人隔開，現代中藥店堂的櫃檯形式很可能就是從宋代那兒承襲而來。當時的藥鋪不僅看病賣藥，還為病家代煎中藥，這樣確實方便了病人。

◆《艾灸圖》

《艾灸圖》是宋代畫家李晞古所作，取材於村醫為老翁治病的故事。在一個農家小院裡，一株大樹枝繁葉茂，樹後房舍隱隱，樹下一位老者被家人扶持著接受治療，其痛苦之狀躍然紙上。醫者正持艾條為病人進行灸治，所繪人物各具神態，栩栩如生。

《艾灸圖》是中國存世最早的以醫事為題材的繪畫之一。作品真實地記錄了當時農家患病的醫治情況，圖中沒有繪診脈服藥，而是繪了艾灸，這是符合農家實際的。因為艾灸有方便、價廉的特點，能減輕病家的經濟負擔，自然就成了農村治病的主要方式。

第五章　古代名醫

中醫源遠流長，博大精深，在漫長的歷史中護佑著一代代華夏子孫，且澤被鄰國，有著非凡的成就。在中醫文化中，那些有名或無名的醫學家，以出色的膽識探索試驗，以高超的醫術救死扶傷，以高尚的醫德懸壺濟世，贏得了人們的尊敬。

中國古人有「不成名相，就成名醫」的說法，認為治國和治病是人世間最值得做的兩件事，這反映了社會對醫家的高度尊崇。在無數醫家中，有些醫術醫德特別傑出的名醫，他們的事跡和醫學思想透過著述、傳說等，流芳百世。

第一節　脈學倡導者——扁鵲

扁鵲是春秋戰國時期的名醫，他不僅醫術高明，妙手回春，挽救了無數人的生命，而且在長期行醫過程中總結形成了早期的中醫學理論，開創了初具規模的中醫診療方法，被稱為脈學的倡導者，對後來中醫學的發展影響深遠。扁鵲也因其非比尋常、澤被千載的醫學貢獻，成為中醫學發展史上一顆永放光芒的璀璨明星。

◆扁鵲的得名

《史記》記載，扁鵲姓秦名越人，勃海郡鄭人，也就是今天的河北任丘一帶。《史記·正義》裡又說他出生在盧國，也就是今天的山東長清一帶，所以又叫他「盧醫」。那麼，「扁鵲」的名字從何而來呢？

原來，古人認為，醫生治病救人，走到哪兒就把安康快樂帶到哪兒，就像帶來喜訊的喜鵲一樣，所以就將「扁鵲」作為對那些醫術高超、醫德高尚的醫生的通稱。傳說，上古軒轅時期有一位醫生醫術極為高明，治病救人非常熱心，名叫秦越人，足以媲美傳說中的神醫扁鵲，所以人們就用「扁鵲」這個代表了精湛醫術的名號來尊稱他。

◆扁鵲拜師

《史記》記載了扁鵲拜師的傳說故事。

扁鵲年輕時做別人家客館的舍長，認識了一個叫長桑君的奇人。相交十多年後，長桑君把祕藏醫方傳給扁鵲，還對他說，只要用草木上的露水送服自己送給他的藥三十天，就能知道許多事。扁鵲照做以後，發現自己突然能看見牆另一邊的人了，從此扁鵲診治疾病的時候，雖然表面上還在為病人切脈，實際上卻能夠直接透視五臟，藥到病除。

這個故事神奇得不可思議。除了學醫於長桑君或許可信之外，其他部分很可能是為了突出扁鵲醫術之神奇而杜撰出來的。

現在普遍認為，扁鵲應該是在長期的醫學實踐中刻苦鑽研、不斷改進、修改總結，才使自己的學識和醫術達到了別人難以企及的高度。至於透視五臟這樣的特異功能，很可能是指扁鵲能夠很輕易地看出隱藏在患者身體內部的病症，也就是透過「望」來診斷疾病，這也是扁鵲首創的「四診法」中的重要方法。

◆發明四診法

扁鵲學成之後，開始四處行醫，並在實踐中逐漸摸索出了一套有效的診斷手法，形成了一個比較完整的科學診斷體系。這就是後來中醫總結的四診法，當時被扁鵲稱為望色、聽聲、寫影和切脈，這些診斷技術在史書記載的扁鵲診療案例中都有充分展現。

在中醫四診法中，望診十分重要，是醫療實踐的第一步。我們都有這樣的經驗，生病時臉色、皮膚往往會發生變化，醫生在了解病人症狀時也會先觀察氣色，初步掌握疾病的源頭和輕重。望診又十分深奧，僅僅透過望色就了解病情需求很深的功力。扁鵲就是一位精於望色的醫生，〈扁鵲見蔡桓公〉就是對他出神入化的望診技術最真切的寫照。

扁鵲見蔡桓公，立有間，扁鵲曰：「君有疾在腠理，不治將恐深。」桓侯曰：「寡人無疾。」扁鵲出，桓侯曰：「醫之好治不病以為功！」居十日，扁鵲復見，曰：「君之病在肌膚，不治將益深。」桓侯不應。扁鵲出，桓侯又不悅。居十日，扁鵲復見，曰：「君之病在腸胃，不治將益深。」桓侯又不應。扁鵲出，桓侯又不悅。居十日，扁鵲望桓侯而還走。桓侯故使人問之，扁鵲曰：「疾在腠理，湯熨之所及也；在肌膚，針石之所及也；在腸胃，火齊之所及也；在骨髓，司命之所屬，無奈何也。今在骨髓，臣是以無請也。」居五日，桓侯體痛，使人索扁鵲，已逃秦矣。桓侯遂死。

除了望診，扁鵲的切脈診斷也具有相當高的水準。司馬遷認為，扁鵲是最早把切脈診斷應用於臨床的醫生。

有一次，手握晉國重權的趙簡子突然昏倒，五天都不省人事，眾人都非常害怕，就把扁鵲找來。這一回扁鵲用切脈的方法，很快就診斷完了，他告訴眾人不用大驚小怪，趙簡子的脈搏跳動很正常，不出三天就能醒來。果然，兩天半後，趙簡子就醒了。

在這個故事中，扁鵲為趙簡子切脈又快又準，是因為他發明了獨特的寸口診法。實際上，在扁鵲之前，中醫已經透過切脈來了解病情，當時通行的是三部九候診法，就是在診病時順著血脈按切全身包括頭頸部、上肢、下肢及軀體的脈，非常麻煩。扁鵲則發現了人體脈絡的一個交接點——寸口，也就是我們平常數脈搏按的手腕部位。這也是扁鵲對中醫診療手法作出的貢獻之一。

望診和切脈是四診法中最有技術含量的方法，扁鵲運用得也極為純熟。當然，他也經常綜合運用四診法來治病救人。

有一次扁鵲路過虢國，恰好碰到虢國太子猝死。他先向虢宮中了解了太子的狀況，根據經驗判斷太子可能是患了「屍厥症」，由於陰陽脈失調導致全身脈象紊亂，故看上去像已經死亡。他又透過試太子的下身是否仍有溫度，聽其耳朵是否有聲響，看其鼻孔是否擴張，綜合運用觀顏色、聽聲息、問症狀、切脈搏等手法，作出了太子依然活著的判斷。然後，扁鵲在全面了解、整體分析的基礎上對症下藥，虢太子果然「起死回生」了。

救治虢太子的例子全面展示了四診法的功效和扁鵲的高超醫術。扁鵲之後，中醫確立了望、聞、問、切的四診法，而扁鵲身為中國歷史上最早應用脈診判斷疾病的醫生，其開創之功永遠為人銘記。

◆醫學思想

扁鵲在長期的醫療實踐中形成了自己的醫學思想，其中許多醫療道德要求和診療原則，時至今日仍很有借鑑意義。

據《漢書·藝文志》載，扁鵲有著作《內經》和《外經》，但均已失傳。相傳中醫學的經典《難經》也出自扁鵲之手。

扁鵲具有高尚的醫德，他謙虛謹慎，從不居功自傲。治好虢太子的屍厥症後，人們都稱讚他有起死回生的妙手，扁鵲卻實事求是地說，那是因為病人並沒有死，自己只是消除其重病而已，稱不上是起死回生。

扁鵲秉承科學的醫療精神，對巫術深惡痛絕，認為醫術和巫術勢不兩立。《史記》把他的行醫原則歸納為「六不治」：一是依仗權勢、驕橫跋扈者不治；二是貪圖錢財、不顧性命者不治；三是暴飲暴食、飲食無常者不治；四是病深不早求醫者不治；五是身體虛弱不能服藥者不治；六是相信巫術不相信醫道者不治。這展現了他堅持真理、反對強權的精神。

扁鵲還認為治病需及早，防患於未然是最好的治療。這一訊息在「蔡桓公諱疾忌醫」的故事中已經得以展現。

在行醫過程中，扁鵲還能根據當地需求，隨俗為變地展開醫療活動。在邯鄲，聽說當地尊重婦女，他就做婦科醫生；在洛陽，聞知周人敬愛老人，他就做專治耳聾眼花、四肢痺痛等老年病的醫生；到了咸陽，因為秦人愛護兒童，他就做治療小孩疾病的醫生，根據各地習俗適時變換醫療範圍。這也反映了扁鵲是一個精通各科的醫學多面手。

先秦時期，醫學尚未明確分科，這就對醫生的專業素質提出了嚴峻要求。而扁鵲對各種病症都毫不避諱，一視同仁，不僅精擅婦科、兒科、五官科，還是內科能手，從蔡桓公、虢太子的例子就可見一斑，據說他還精通外科手術，並且應用了藥物麻醉來進行手術。

在具體的醫療實踐中，扁鵲不僅在診斷過程中運用四診法，在治療過程中也採用綜合治療的方法，比如救治虢太子時，他就用了針灸法、熱敷法和服湯藥法等。綜合療法是扁鵲行醫的主要治療措施。

此外，「扁鵲見蔡桓公」的故事中，扁鵲對病變過程的認知也包含了人體解剖組織結構、疾病的發展規律、治療的法則及具體方法等醫學思想。這些思想和原則在先秦時期都是非常可貴的。

◆扁鵲之死

扁鵲雲遊各國，一生行醫，為無數患者解除了痛苦，被稱為能起死回生的神醫，卻最終命喪賊人之手，他的傳奇人生在秦國咸陽畫上了句號。

當時扁鵲受秦武王召請為其診病，卻受到太醫令李謐和一班文武大臣的勸阻。扁鵲一怒之下據理爭辯，得罪了李謐等近臣。再加上扁鵲治好了秦武王，更讓李謐意識到自己技不如人，於是產生了嫉妒之心，使人暗下毒手，殺害了扁鵲。可惜一代名醫就此隕落，令人嘆息。

據說號太子感念扁鵲的救命之恩，千方百計從秦國找回了扁鵲的頭顱，葬在邢臺內丘的蓬萊山，並立廟祭祀。歷代人民也在扁鵲行醫所經之處修陵墓、築祠堂、供香火，讓這位一生救死扶傷的神醫永享尊榮。

第二節　外科鼻祖——華佗

華佗（西元約一四五到二〇八年），又名旉，字元化，沛國譙（今安徽省亳州市）人，東漢末年傑出的醫學家，與董奉、張仲景並稱「建安三神醫」。他潛心鑽研醫術，精通內、外、婦、兒、針灸各科，尤其擅長外科，並發明麻沸散輔助外科手術，被人們尊稱為「外科聖手」、「外科鼻祖」。

他還創製了「五禽戲」體操，發展了醫療體育。後因忤逆曹操被殺。華佗著有多部醫書，現都已遺失，但他醫術高超的聲名世代流傳了下來。今天我們稱讚一個人妙手回春時，還常常將其比作「華佗再世」。

◆自學成才

《三國志．方技傳》和《後漢書．方士傳》中都有華佗傳記，但關於他的家世、師承都沒有記載。這很可能是因為本是望族的華氏延續到華佗時已經衰微，社會地位比較低下，再加上當時醫生這一職業也並不受人尊重，常常被等同於方士一類，所以史書忽視了這一方面的記載。我們只能從一些傳說故事中大致了解華佗的基本情況。

華氏家族衰落以後，對華佗寄望甚深，所以華佗自幼刻苦攻讀，通曉各種經書，具備了較高的文化素養。但是，東漢末年軍閥混戰的黑暗現實讓華佗看到了封建豪強的罪惡，對備受壓迫的勞動人民十分同情，所以他拒絕了別人舉薦做官的機會，毅然投身到醫學當中。

華佗學醫，主要是精研前代醫學典籍，並在實踐中不斷進取。當時中醫學已經取得了一定成就，《黃帝內經》、《黃帝八十一難經》、《神農本草經》等醫典相繼問世，望、聞、問、切四診法和藥物、針灸等治療手法被廣泛運用，還有扁鵲、倉公這樣醫術高明、不慕榮利的名醫事跡的激勵，不僅促進了華佗的醫術精進，還陶冶了他的情操，使他成為醫術高妙的杏林聖手。

◆醫術精湛

「華佗」總是被用作神醫的代稱，我們可以從史書記載的一些華佗治病的案例中略窺一二。

有個叫徐毅的督郵生了病，告訴華佗自己請醫官診治過，扎過胃管，但之後徹夜咳嗽，不得安睡。華佗一眼看出徐毅是被誤扎傷了肝，只剩五天的性命。果然，五天後徐毅就死了。

還有個叫頓子獻的督郵，大病初癒，華佗提醒他千萬不要行房事，否則身體虛弱，有性命之憂。這時他的妻子聽說他病好了，趕來探望。頓子獻沒把華佗的忠告當回事，仍然和妻子行房。結果三天後就發病身亡了。

這兩個病例中，華佗一眼就從病人的症狀看出了病因和誘發死亡的因素，簡直有預知生死的能力。更神奇的是，華佗還能察覺到隱藏的病灶，預知疾病的復發。

有一天，鹽瀆人嚴昕和朋友拜訪華佗。華佗根據嚴昕的面相判斷出他得了急病，不能多喝酒。嚴昕還毫無所覺，認為自己一切正常，沒聽華佗的勸告，仍然喝了不少的酒。沒想到回家路上就發病，當天晚上就死了。

單憑望色就能知道一個人的生死，這顯然是很高明的望診技術。此外，華佗對疾病潛伏期的預見也是非常準確的，令人驚嘆。

廣陵太守陳登得了怪病，心浮面紅，吃不下飯，請來華佗診治，才知道是腹中有蟲的緣故。服下華佗開的藥後，果真吐出三升多紅頭蟲子，病也好了。但是華佗告訴他此病三年後會復發，如有良醫診治就可痊癒。三年後，陳登的病果然復發，可當時華佗不在，於是陳登不治身亡。

華佗在給病人診斷的時候往往能夠料病如神，預知生死，難怪人們把他當作神醫。華佗不僅在診斷病情上很有一套，治療起來也是妙手解危，藥到病除。史書記載的這方面病例就更豐富了。

甘陵相的夫人懷孕六個月時，突然腹痛難忍，請來華佗診治。華佗把了把脈，說胎兒已經死了，如果在腹部左邊就是男孩，在右邊就是女孩。使女摸了摸夫人的腹部，說胎兒在左邊。夫人吃了藥，果然生下一個死去的男胎，腹痛也停止了。

這個病例中，華佗僅僅靠把脈就判斷出病症，提出解決方法，可謂手到病除。

華佗還仔細尋找病情的源頭，把疾病從根上消滅。

東陽有個小嬰兒，喝完奶就拉肚子，久治不癒。華佗發現病根在於孩子母親的乳汁有寒氣，就把孩子的藥停了，讓他母親吃藥，從根源上消滅疾病。沒多久，孩子的病就好了。

更神奇的是，華佗還可以讓病人不藥而癒。

某郡守患疑難雜症久治不癒，他的兒子來請華佗去給他看病。華佗先是非常傲慢地詢問郡守病情，又索要巨額診金，最後沒治病就走了，還留書謾罵郡守。郡守本已再三強忍，至此大怒，要派人追殺華佗，但因遭到兒子阻止而更加憤怒，結果吐出黑血數升，沉痾頓愈。

原來華佗是有意激怒郡守，透過七情活動的刺激調理機體，重新達到人體內部的平衡。這有賴於華佗對人體規律透澈的了解。

在具體的施治方法上，華佗或採用方藥，或進行針灸。開藥時往往就列幾種藥材，用量精準無比；使用灸法也只取一兩個穴位，灸上七八壯，病就好了；針灸治療也只取一兩個穴位，告訴病人，到達針感部位就提醒他拔針，也都能很快痊癒。

在這些醫案中，華佗醫術是如此精湛，兼通內科、兒科、婦科等各科，診療方法也是各式各樣，已經不愧神醫之稱了。而事實上，華佗還有更為人所稱道的地方，就是大膽進行外科手術和發明麻沸散。

◆發明麻沸散的外科聖手

有時候，病邪鬱積在患者體內，針石湯藥都無濟於事，這時華佗就用外科手術的方法來祛除疾病。

有個人腹痛難忍，十幾天裡連鬍子眉毛都掉光了。華佗診斷後就說，這是因為脾臟腐壞了，得割開肚皮清洗醫治。華佗讓病人喝了藥躺下，剖開他的肚子仔細檢查脾臟，果然有一半腐爛了，華佗刮去腐肉，再外敷內服湯膏。一百多天後，病人康復了。

這個病例中，華佗施行了開腹腔的手術，並且把人治好了，外科手術的水準顯然很高。不過有個問題，開腹腔是非常痛苦的，病人怎麼能忍受這種痛苦呢?原來在手術前病人飲下的藥具有麻醉作用，手術過程中病人就感覺不到痛苦了。這種藥就是華佗發明的麻沸散。

利用一些具有麻醉效能的藥品作為麻醉劑，在華佗之前就有人這樣做過，不過一般用於戰爭、暗殺等，醫學上並無應用。華佗總結了這方面經驗，又觀察了人醉酒時的沉睡狀態，發明了酒服麻沸散的麻醉術，作為外科手術的輔助方法，大大拓展了外科手術治療的範圍，提高了技術和療效。

有了麻沸散的幫助，華佗的外科手術做得更加得心應手了。一旦有需求開胸破腹的病患，華佗就讓他們飲服麻沸散，一會兒患者就好像醉死一樣毫無知覺，這時華佗就開刀切除患處。如果病位在腸中，華佗就剖開腹腔，割除病變部分，洗滌傷口避免感染，然後縫合刀口，塗抹藥膏，不需多久病人就能康復。

華佗發明的麻沸散是世界上最早的麻醉劑。他使用酒服麻沸散施行外科手術，開創了全身麻醉手術的先例，比歐洲紀錄要早一千六百多年，在世界醫學史上是罕見的創舉，華佗也因此被後人尊為「外科聖手」。

可惜的是，在華佗被曹操殺害後，麻沸散的配方就此失傳，這不能不說是中國醫學的巨大損失。

◆刮骨療傷

《三國演義》中記載了華佗給關公「刮骨療毒」的故事，膾炙人口，流傳不衰。這段故事在《襄陽府志》上也有記載，可見不是空穴來風。但從現代醫學來看，這段載錄有些誇張了，不盡是事實。這個故事原是為了稱讚關羽的英雄本色，但也說明了人們對華佗醫術的讚賞。

◆華佗之死

和扁鵲一樣，華佗也死於非命。《三國演義》裡對華佗之死是這樣演繹的：曹操得了頭風病，請華佗診治。華佗說，這病根在腦子裡，我得讓你喝一服藥，再用利斧劈開你的腦袋，祛除病根，才能治好。可是曹操疑心病犯了，總覺得華佗是要給關羽報仇，就把他關到監獄中，然後殺了。

《三國志》說法又不一樣，認為是華佗自恃醫術高超，不理會曹操的徵召，還謊稱妻子生病返家，欺騙了曹操，曹操一怒之下就殺害了他。

不管哪種情況促成了華佗的死亡，說到底，還是因為華佗忤逆了曹操。觸怒了當權者，華佗醫術再高，也無力迴天了。

華佗死後，他的醫書據說被全部焚毀，《青囊經》、《枕中灸刺經》等多部著作盡皆失傳。但他的學術思想和醫學經驗並未就此淹沒，而是由他有作為的弟子部分地繼承了下來。如著名的藥學家吳普著有《吳普本草》，李當之著有《本草經》，樊阿善於針灸等。至於現存《中藏經》，雖是宋人託華佗之名所寫，但也可能包括一部分殘存的華佗著作的內容。

第三節　醫宗之聖——張仲景

張仲景，東漢末年著名醫學家，被後人尊為「醫聖」。相傳他曾做過長沙太守，所以又有「張長沙」之稱，其方書也被稱為「長沙方」。

張仲景刻苦鑽研醫術，勤求古訓，博採眾方，創造性地寫成傳世鉅著《傷寒雜病論》。這一醫學專著確立了辨證論治的中醫臨床原則，又創製和記載了大量有效的方劑，成為中華醫學的經典。

◆亂世立志

張仲景能夠成長為著名的醫學家，首先和他對醫學的濃厚興趣是分不開的。他出生在一個沒落的官僚家庭，從小就接觸到許多典籍，而且好學篤思，博覽群書，對醫學尤為酷愛。

從史書上看到「扁鵲望診桓公」的故事後，張仲景更是無比欽佩扁鵲高超的醫術，立志深研醫學，為他後來成為一代名醫奠定了基礎。當時同鄉何顒曾斷言張仲景以後肯定會成為良醫，這更堅定了張仲景的信心。

埋頭苦讀醫書之外，張仲景還拜了一位名師。當時同族的張伯祖是位非常有名望的醫生，給病人看病深思熟慮，藥到病除，很受愛戴。張仲景拜在張伯祖門下，用心學習，刻苦鑽研，而且聰明機敏，吃苦耐勞，很得張伯祖的讚賞，於是張伯祖就把自己畢生累積的行醫經驗盡數傳授給他。

張仲景得到老師的真傳，又廣泛吸收各醫家的經驗用於臨床診斷，很快就青勝於藍。

如果只是這樣，張仲景很可能只會成為一個比別人稍微高明一些的普通醫生。他特殊的生存境遇注定了他不可能平淡度過一生，勢必成為光耀千古的醫學聖手。

張仲景生活的東漢末年，兵連禍結、戰亂頻仍，軍閥爭霸的硝煙、農民發揮義的烽火燃遍了九州大地，同時嚴重的自然災害頻發，生靈塗炭，百姓流離失所。伴隨大戰大災而來的瘟疫更捲走了成千上萬的生命，尤其建安年間流行的疫病，造成中原大地十室九空、白骨支離、屍橫遍野，令人怵目驚心。

當時，張仲景的家鄉南陽地區也接連發生瘟疫，許多人因此喪生。他的家族本來是人口多達二百餘人的大族，但在建安初年之後的十年間，就有三分之二的人死於瘟疫，其中傷寒患者更是高達百分之七十。瘟疫不斷奪走親人的生命，讓張仲景感到錐心之痛。

面對肆虐的瘟疫，張仲景痛恨統治者只想爭權奪利，不顧百姓死活，無比同情生活在水深火熱中的人民，又目睹一些庸醫趁火打劫，以發財為本，以治病為末，因此他發憤潛心研究傷寒病，誓要制服這個吞噬無數生命的瘟神，解救人民於疾苦之中。

就是在這種情況下，張仲景毅然投身到張伯祖門下攻習醫術。數年之後，張仲景學成行醫。在行醫過程中累積了豐富的經驗，醫術大進，為《傷寒雜病論》的成書打下了基礎。

◆勤求古訓，博採眾方

關於《傷寒雜病論》的成書過程，張仲景自己總結為「勤求古訓，博採眾方」。

勤求古訓，就是認真學習和深入研究探討前人的理論經驗。張仲景參考了《素問》、《靈樞》、《八十一難》、《陰陽大論》、《胎臚藥錄》等大量古代醫書，《內經》等醫典的基本理論也對他寫作《傷寒雜病論》很有幫助。比如，張仲景認為一切因為外感引起的疾病都可以叫做「傷寒」，就是受到《素問》的啟發；「六經論傷寒」的創新見解也是在前人「辨證論治」原則的基礎上提出來的。

博採眾方，就是廣泛搜求古今治病的有效經驗、方藥，甚至民間流傳的有效方子。

像民間的針灸、灸烙、溫熨、藥摩、坐藥、洗浴、潤導、浸足、灌耳、吹耳、舌下含藥、人工呼吸等，張仲景都一一加以具體研究和驗證，篩選出有效的驗方，為《傷寒雜病論》的寫作準備了豐富的材料。

同時，張仲景還四處行醫，遊歷各地，把自己多年對傷寒症的理論知識付諸實踐。在實踐中不斷累積臨床診斷經驗，充實和提高了理論知識，為撰寫《傷寒雜病論》做好了準備。

在勤求古訓、博採眾方、廣泛借鑑和臨床實踐的基礎上，張仲景開始著手寫作《傷寒雜病論》，歷經數十年終於完成這部繼《黃帝內經》之後最有影響的醫學典籍，此書一經問世就被奉為不朽的經典，在中華醫學史上大放異彩。

◆曠世鉅著《傷寒雜病論》的歷史貢獻

《傷寒雜病論》集秦漢以來醫藥理論之大成，並廣泛應用於醫療實踐，奠定了中醫臨床學的基礎，象徵著中國臨床醫學和方劑學發展到了比較成熟的階段。自問世後，這部醫學鉅著始終備受推崇，時至今日仍是研習中醫的必備經典。

張仲景之前的中醫學主要抽成兩大門類：一門專講中醫基本理論，包括藥理、病理等；另外一門是古人治病的一些經驗，多是經過檢驗有效的。但這兩大門類往往脫節，理論的純講理論，經驗的單憑經驗，不利於在理論指導下開展醫療活動，以及透過臨床診治檢驗和改進理論。

張仲景把繼承的中醫理論加入了自己的思考，又輔以歷代行之有效的藥方，實現了中醫理論和臨床治療的結合。《傷寒雜病論》最大的特色和貢獻之一，就是把中醫理論和臨床實踐結合了起來。

更重要的是，《傷寒雜病論》也是中國第一部從理論到實踐確立「辨證論治」法則的醫學專著，它首創了「六經辨證」的治療原則，這是中醫臨床的基本原則，是中醫的靈魂所在。

簡單地說，一個人病了，醫生要先收集他的體徵、脈象等症狀，然後透過症狀分析病變部位在哪兒，疾病的性質是寒是熱，正氣和邪氣的關係如何，也就是人的抗病能力和康復能力與致病因素之間的力量對比如何，然後還要掌握疾病發展的階段，再根據病人的不同情況具體治療。

因為每個人的體質不同，對疾病的反應也就不同，因此同樣的致病因素可能引發不同的疾病，相同的症狀可能由不同病因引起，所以中醫特別強調個體化治療，也就是辨別病症進行醫治。

《傷寒雜病論》把疾病發生發展過程中的各種症狀，和病邪入侵經絡臟腑的深淺程度、患者體質的強弱、正邪之氣的力量對比、病勢的進退緩急等情況綜合起來分析，尋找致病的規律，確定不同情況下的治療原則，這就是張仲景的「辨證論治」。

不僅如此，張仲景還創造性地把外感熱病的症狀進一步細化為六個症候群和八個辨證綱領，以六經——太陽、少陽、陽明、太陰、少陰、厥陰，來分析歸納疾病在發展過程中的演變階段，以八綱——陰陽、表裡、寒熱、虛實，來辨別疾病的屬性、病位、邪正消長和病態表現。由於病變的每一階段都有共同症狀並衍生出許多變化，因此用藥和施治就可以專門針對某一階段，這就是「六經辨證」。

「辨證論治」實際上是一種透過現象看本質的診斷方法，它否定了僅憑症狀來判斷疾病性質和治療方法的主觀診斷法，而著眼於整體分析來掌握病理的本質。所以很多時候病症相同卻要採用不同療法，病症不同偏偏開同樣的方子，根源就在於疾病性質有異有同。

《傷寒雜病論》記載，有兩個病人，分別患心煩和腹痛兩種病，張仲景卻用同一個藥方「小建中湯」治好了，這就是異病同治。

不論是同病異治還是異病同治，都展現了辨證論治的原則。雖然之前的中醫學也辨證論治，但沒有形成系統完整的臨床方法，直到張仲景科學總結累積的經驗教訓才形成了比較完善的體系，從此，「辨證論治」成為診療外感熱病的綱領性法則，也成為指導臨床實踐的基本準則。

除了確立辨證論治的原則外，《傷寒雜病論》在方劑學上的貢獻也十分突出。書中提出了以整體觀念為指導，調整陰陽，扶正祛邪的治則，同時以汗、吐、下、和、溫、清、消、補諸法為主，創立和收錄了近三百個富有成效的方劑，而且對各種劑型的製法、煎法、服法都有詳細記載，便於人們製作和使用。

這些方劑不僅種類繁多，包括湯劑、丸劑、散劑、膏劑、酒劑、洗劑、浴劑、燻劑、滴耳劑、灌鼻劑、吹鼻劑、灌腸劑、陰道栓劑、肛門栓劑等，遠遠超過了漢代以前的各種方書，而且配伍精妙，療效顯著，很多沿用至今。

有個病人大便乾結，鬱積體內，也吃不下飯，身體很虛弱。張仲景確診是由於高熱引起的便祕症。當時治療便祕一般用瀉火藥，而病人身體虛弱，無法使用瀉藥，但不用瀉藥又無法透過排便排出熱邪。後來，張仲景決定把蜂蜜煎乾捏成細長條，製成藥錠，塞進病人肛門。藥錠在腸道內溶化，就把乾結的大便溶開了，隨著排便熱邪也排出體外，病人病情很快得以好轉。

這就是中國醫學史上最早使用的肛門栓劑通便法的病例之一。從這個例子可以看出，《傷寒雜病論》所收方劑不僅療效明顯，而且富於創新性，難怪它被譽為「方書之祖」。此外，《傷寒雜病論》還注意蒐集民間療法，對自縊、食物中毒等急救方法也有涉及，是對方劑的有益補充。

張仲景為人謙虛謹慎，提倡終身學習，在醫學研究中始終堅持科學理性精神，做學問勤懇踏實，反對用鬼神迷信解釋疾病，斥責巫醫誤人。正是這種精神使他取得了非凡的醫學成就，他也因為高明的醫術和解救百姓於水火的仁心仁德贏得了「醫宗之聖」的敬稱。

後人感念他的卓越貢獻，還在河南南陽為他修建了「醫聖祠」，以表達對他的敬仰之情。

《傷寒雜病論》流傳後世，影響深遠，時至今日仍是中醫學的聖典，相關的註釋、闡發書籍竟達三四百種之多。同時它的影響遍布亞洲各國。如日本歷史上就有專宗張仲景的古方派，今天的日本醫藥界依舊青睞張仲景方，可見《傷寒雜病論》影響之廣泛深遠。

第四節　傳奇藥王——孫思邈

孫思邈，唐代京兆華原（今陝西耀縣）人，著名的醫藥學家。他自幼聰穎好學，精通老莊及諸子百家之說，亦好佛典。後來立志學醫，屢次拒絕徵召，不慕榮利。他著有《備急千金要方》和《千金翼方》，這兩部書被後世合稱為《千金方》，被譽為中國歷史上第一部臨床醫學百科全書。

◆傳奇人生

孫思邈是一位富有傳奇色彩的著名醫生。因為，在古代他是難得的高壽之人，關於他的年齡，大約有六種說法，最小的說法是一百零一歲，最大的一百六十八歲，還有一百二十、一百三十一、一百四十一、一百六十五歲等說法，可謂眾說紛紜，並無定論，獲得比較多支持的是一百零一歲和一百四十一歲兩種說法。其實，不論孫思邈是活了一百零一歲還是一百四十一歲，都足以令人驚訝，即便在今天醫學如此發達的情況下，百歲老人也並不多見，何況是在唐代。

孫思邈的傳奇色彩還展現在其歷經四朝，高官厚祿卻一直不能打動其心。北周輔政楊堅徵他為國子博士，唐太宗授予他爵位，唐高宗徵拜他為諫議大夫，都被他婉言謝絕。他平生隱居雲遊，潛心醫學，以養生為務，是一位超凡脫俗之士。

孫思邈學醫跟他小時候生的一次重病有很大關係。他在《備急千金要方·序》裡曾自述，幼年時他得了風冷，也就是現在的瘧疾，頻頻問醫，為了籌措湯藥費險些使父母傾家盪產。直到今天，孫思邈的家鄉還流傳著一位高人神奇地治好了他的瘧疾的故事。這次經歷給年幼的孫思邈留下了難以磨滅的記憶，也讓他決心致力於醫學研究，為更多人解除病痛。這是他走向名醫邁出的第一步。

之後，孫思邈隱居太白山學醫學道，一段時間後自覺小有成就，就擅自出師了，沒想到這時他的家鄉開始流行狂犬病。孫思邈並不知道應該怎麼治療狂犬病，又不能把病人往外推，就只好硬著頭皮開方子，結果被他治死的人不在少數。

這件事後來被記載在《備急千金要方》第二十五卷。當時孫思邈受到了很大打擊，但也認清了自己的醫術還遠遠不到家的事實，於是他決心重拜名師，苦修醫術，來到了終南山，拜在名醫高僧道宣門下。

孫思邈在道宣門下潛心學習，醫術精進，聲名鵲起，病人們紛紛慕名而來。孫思邈手到病除，表現出極為精深的功力，他的名聲也在病人們有口皆碑的讚揚中傳播開來。

相傳貞觀年間，玉帝太子病重，群醫束手無策，太白金星獻言說，「大唐孫思邈醫術非凡，當可治癒太子。」原來，太白金星曾目睹孫思邈施一針就救活了一位正準備下葬的難產婦人，從那時起，孫思邈神乎其神的醫術就轟動了大唐，人們也開始以「藥王」來稱呼他。

孫思邈的名氣還傳到了宮裡。

據說，唐太宗的長孫皇后懷胎足十月，卻總生不下孩子，御醫無計可施。這時徐世勣就向太宗舉薦了孫思邈。可是那些御醫生怕自己被比下去，就百般阻撓，以男女授受不親為由，要求孫思邈懸絲診脈，就是拿根線拴在皇后右手中指上，讓他在這頭搭線號脈。這也沒能難倒孫思邈，只見他微一號脈，給皇后在指頭上紮了一針，轉眼間皇后就把孩子生下來了。

這兩個故事不免有牽強附會的成分，不過這也反映出孫思邈在人們心中的地位：只有孫思邈才有這樣神仙難及的精妙醫術。

◆大醫精誠

對於普通人來說，要保持健康的生活和健康的身體，遠離疾病。對於醫生來說，就要急病人之所急，全力以赴地救治。《備急千金要方》把「大醫精誠」的醫德規範放在首卷，可見對其的重視，而且十分罕見地用整整一卷的篇幅來對「醫為仁術」的精神進行具體論說。

所謂「醫為仁術」，是說醫生一定要態度認真，秉持惻隱之心，把為病人治療當作自己的事來做，絕不輕忽視之，在施救過程中絕不能分心，就是綺羅滿目、絲竹盈耳、美食飄香也不要轉移注意力，否則稍有差池就可能葬送病人性命。

孫思邈認為，不管病人貴賤貧富、長幼男女、怨親善友、華夷愚智，醫生都要當成自己至親一樣善待。醫生還不能瞻前顧後，總是考慮自己，必須以病人的利益為出發點，不避險惡，不顧辛勞，不貪錢財，一心救治。同時還要謙虛謹慎，博學好問。只有這樣才稱得上是蒼生大醫。

孫思邈還認為，要成為良醫，就必須大膽設想，謹慎診治，遇事圓活機變，不拘泥成規，同時不貪名利，坦盪做人。這既是對醫者的要求，也是任何有擔當有氣度的人所應做到的。

孫思邈對醫德的強調，為後世醫者傳為佳話，他不僅是這樣要求所有行醫之人的，自己首先以身作則。比如，他既給王侯將相看病，也不避販夫走卒，在他眼中，病人沒有社會地位的差異。孫思邈既有高超的醫術，又以德養身，因此備受歷代人民的尊崇。

◆《千金方》

孫思邈廣泛蒐集東漢至唐代的醫論、驗方以及用藥、針灸經驗，總結前代醫學理論和自己數十年的臨床治療經驗，兼及服餌、食療、導引、按摩等養生方法，寫成了中國醫學發展史上具有重要學術價值的兩部醫學鉅著——《備急千金要方》和《千金翼方》。這兩部書被後世合稱為《千金方》，是中國最早的臨床醫學百科全書。

《備急千金要方》共三十卷，分二百三十二門，接近現代臨床醫學的分類方法。全書載方論五千三百首，既包括診法、症候等醫學理論，又有內、外、婦、兒等各科的臨床經驗；既涉及解毒、急救、養生、食療，又包含針灸、按摩、導引、吐納，並且第一次完整提出了以臟腑寒熱虛實為中心的雜病分類辨治法。這部書從理論基礎到臨床各科，理、法、方、藥齊備，是對唐前醫學發展的一次總結，並對後世醫學特別是方劑學的發展作出了傑出貢獻。

《千金翼方》共三十卷，分一百八十九門，含方、論、法二千九百餘首，記載藥物八百多種，涉及本草、婦人、傷寒、小兒、養性、補益、中風、雜病、瘡癰、色脈以及針灸等各個方面，是對《備急千金要方》的全面補充。

《千金翼方》的一大貢獻是整理和收錄了遺失的《傷寒論》條文，使其得以部分保存和流傳；同時對廣義傷寒增加了更具體的內容，創立了從方、證、治三方面研究《傷寒雜病論》的方法。孫思邈的這些思考和研究是唐代僅有的《傷寒雜病論》研究，也開啟了後世以方類證的先河。

《備急千金要方》的一個特別突出的貢獻，就是把儒家、道家和外來古印度佛家的養生思想與中醫學的養生理論相結合，提出了許多養生、食療方面的思想原則和具體方法。孫思邈之所以能夠活到上百歲，恐怕跟他善於養生、身體力行有很大關係。

◆孫思邈的其他醫學成就

孫思邈還發明了導尿術，在《備急千金要方》中記載了下面這個故事。

有一天，一個面色蒼白、精神萎靡的病人來請孫思邈看病，結果他外出行醫去了，家裡只有他的弟子。病人陳述了一下自己的症狀，說是尿不出來。弟子一聽，心想，這不就是癃閉嘛，也就是西醫說的尿瀦留病。他就按照這個病的一般治法，又是給病人扎丹田穴，又是給他吃五苓散，卻都不管用。眼見病人喝了藥，肚子更脹了，弟子們只好讓他第二天再來找孫思邈。次日，這個病人再次上門求醫，只見孫思邈找了根蔥管，剪一個小尖，然後小心翼翼插進病人的尿道裡，再用力一吹，一會兒尿液就順著蔥管流了出來。

這就是世界上有記載的最早一例導尿術。從這個故事可以看出，孫思邈在掌握豐富的醫理的基礎上善於創新，創造出新的治療方法來提高療效。《千金方》中記載了不少這樣卓有成效的獨創療法。

孫思邈還有一個特別有意思的貢獻，就是最早提出了阿是穴的概念。我們有過這樣的經驗，有時候感覺整個肢體疼痛，可是上下左右按過卻都不痛，只有一個點痛，按到就會痛得大叫，這就是阿是穴。阿是穴往往不是穴位，而且是不固定的，找到它再施治才有效。這在《備急千金要方》中也有記載。

關於如何調理身體，孫思邈提出了許多建議。

比如食療，首先就要節制飲食，控制分寸；還要注意節氣的變化和食物營養的不同，不能隨便亂吃；吃的時候要細嚼慢嚥，千萬不能囫圇吞棗；此外還要注意飯菜的搭配，盡量不要飲酒，這樣才能透過飲食達到養身的目的。

又比如睡覺，孫思邈認為人最好採用蜷縮的姿勢睡眠，因為人的脊髓不是直的，所以直挺挺地躺著不合人體學原理。他還特別講究睡眠時頭南腳北，從這裡可以看出他對磁療學也有研究。

孫思邈一生著作甚多，除了現存的《備急千金要方》和《千金翼方》，還有《攝生真錄》、《福祿論》、《太清丹經要訣》、《枕中方》等，可惜大多遺失。

孫思邈的高超醫術和高尚醫德贏得了百姓的尊敬和愛戴，人們尊稱他為「藥王」、「藥聖」。他去世後，人們感念他的恩德，把他隱居過的「五臺山」改名為「藥王山」，還在山上建廟塑像，樹碑立傳，以紀念他對中國醫學作出的傑出貢獻。

第五節　明代神農——李時珍

李時珍（西元一五一八到一五九三年），字東璧，晚年自號瀕湖山人，湖北蘄州人，是中國古代偉大的醫學家、藥學家，其潛心數十載編成的皇皇鉅著《本草綱目》，被達爾文譽為「中國百科全書」。

◆ 棄文從醫

李時珍出身醫學世家。他的祖父是「鈴醫」，也就是晃著鈴鐺走街串巷招來病人生意的郎中，地位並不高。他的父親李言聞是當地名醫，而且因為醫術高超進入太醫院，成了御醫。但是，在這個世代行醫的家庭中長大的李時珍，一開始並沒有子承父業，走上學醫之路。

原來，李言聞雖是御醫，但只是個從九品的芝蔴官，而且不是科舉出身，在宮中備受輕視。因此，他把光耀門楣的希望盡數寄託在兒子身上。據說李時珍出生時，天降異象，家中跑進來一頭白鹿，院子裡長出了紫色的靈芝，李言聞認為兒子肯定不是普通人，不希望他步自己後塵，成為社會地位低賤的醫生，於是為他設計了一條科舉做官的人生道路。

幼年的李時珍很快展示出了神童的特質，六歲開蒙讀書，十四歲就中了秀才，這是非常不容易的，也讓他們一家人都充滿了信心。李時珍再接再厲，繼續考舉人，沒想到接連三次都名落孫山，還因為用功過度得了骨蒸病，險些喪命。在嚴酷的現實面前，從小就對醫學有著濃厚興趣的李時珍終於說服了父親，決定放棄科舉做官，改行學醫，在父親的精心教導下，短短幾年他就成為一名很有名望的醫生。

◆以身試藥

在行醫和研究藥物的過程中李時珍發現，古代的本草著作中有大量錯誤，有的將幾種藥物混為一種，如黨參、人蔘療效不同卻混為一談；有的把一種藥物誤分為幾種，如不同地區產的同種藥物外觀不同，結果就被認為是不同藥物；還有許多有用的藥物沒有記載，有的只記個名稱，有的記錯了藥性和藥效，還有的圖文背離。

李時珍想到，如果醫生按照錯誤的醫書來開方子，就會把病人的性命置於非常危險的境地，因此他發下宏願，要重修本草。

為了重修本草，李時珍做了大量準備。這中間還有個機緣。明宗室武昌楚王聽說李時珍醫術精湛，聘請他到王府主管祭祀禮儀和醫務，其間李時珍治好了世子的抽風病，被楚王舉薦給朝廷擔任太醫院醫官。

太醫院藏有大量外界罕見的珍貴醫書和藥物標本，在那裡李時珍研讀大量醫書典籍，努力吸取前人留下的醫學精髓，仔細觀察、比較、鑑別藥材，摘鈔和繪製藥物圖形，記錄藥材的形態、特性、產地，為重修本草打下了深厚堅實的基礎。

要糾正舊的醫書中的謬誤，就必須行萬里路，親身實踐，實地考察。而太醫院的環境讓淡泊名利的李時珍十分厭惡，也無法實現專心修本草的志願，因此他毅然辭職，遠涉深山曠野，遍訪名醫，搜求民間驗方，觀察和收集藥物標本。

這期間他的足跡遍布河南、河北、江蘇、安徽、江西、湖北等地區，以及牛首山、攝山、茅山、太和山等名山，他把親自調查、虛心求教和臨床診斷相結合，對藥物學有了更全面深入的了解。

李時珍認為，要對藥物的性狀有準確的描述，就一定得親自觀察試驗，所以他經常以身試藥，力求掌握第一手數據。比如，為了判明曼陀羅花究竟有沒有傳說中的麻醉迷幻功能，他到處尋找，終於在武當山發現了一種被當地人叫做「風茄兒」的花，它就是曼陀羅。為了弄清它的性狀，他又冒著生命危險親口嘗試，證實了它的麻醉作用。李時珍就這樣不顧自身安危一次次試驗藥物的功用，為求真理不懼艱險。

李時珍還從民間汲取經驗智慧，蒐集民間驗方，每到一地都虛心求教當地民眾。比如蕓薹是治病常用藥，但長得究竟是什麼樣，古書中始終語焉不詳。李時珍在一位種菜老人的指點下考察實物，才知道蕓薹就是油菜。蕓薹這種迷惑了許多醫生的藥物，終於在《本草綱目》中被解釋清楚了。

在四處考察藥物的同時，李時珍也沿路行醫，解除了無數病人的苦痛。直到今天，在李時珍行醫所經之處，他扶危濟困的高尚醫德和起死回生的神奇醫術，還被人們津津樂道、口口相傳。

有一天，李時珍經過湖口，迎面碰上一群人正抬著棺材送葬，原來有女子難產而死。他一下注意到從棺材還在往外滴血，且滴的不是瘀血而是鮮血，就趕緊攔住送葬人，說棺裡的人還有救。人家自然不信，經過反覆勸說，才勉強答應開棺讓李時珍一試。只見李時珍先給棺中人按摩一番，又在她心窩處紮了一針，不一會兒，女子就甦醒過來，而且產下了一個大胖兒子。於是人們傳言李時珍一針活兩命，有起死回生的神力。

在野外考察和行醫的過程中，李時珍不僅救命無數，而且累積了豐富的臨床經驗，在實驗中也對藥物的性狀、功用有了更確切的了解，為寫作《本草綱目》儲備了充足而有效的材料。傳說，有位老婆婆患習慣性便祕達三十年，久治不癒，李時珍運用民間偏方，以適量牽牛子配成藥，很快治好了她的病。還有個婦女鼻腔出血不止，李時珍用大蒜切片敷貼患者足心，一會兒就止了血。

◆《本草綱目》

經過十八年野外考察和十年寫作增刪，李時珍終於在西元一五七八年編成了醫學鉅著《本草綱目》，完成了自己重修本草的心願。

《本草綱目》全書約二百萬字，五十二卷，載藥一千八百九十二種，載方一萬一千零九十六個，附圖一千一百多幅，是中國前所未有的藥物學鉅著。可是，如此大量繁雜的藥、方，如果一排到底弄個大全，查閱發揮來無異於大海撈針。怎麼整理才能井然有序便於查閱呢？針對這個問題，李時珍創造性地發明了以綱挈目的科學分類法。

李時珍拋棄了《神農本草經》以來沿襲了上千年的上、中、下三品分類法，而是按照經濟用途以及體態、習性和內含物的不同，把藥物分為水、火、土、金石、草、谷、菜、果、木、器服、蟲、鱗、介、禽、獸、人共十六部，每部包括多種類，每類再分為若干種，形成了以綱挈目、以目括種的層級分類體系。

《本草綱目》首創的分類法使得整部書體例嚴謹，層次分明，不僅解決了檢索問題，而且展現了李時珍對於藥物分類的新見解。他還透過綱目之間的層級關係揭示了植物之間的親緣關係，這是他對生物進化方面思考研究的成果。這一科學分類法是《本草綱目》的一大貢獻，受到後來科學界的一致推崇。

作為一部總結性的藥物學鉅著，《本草綱目》的貢獻還展現在對藥物知識廣泛詳盡的記錄上。書中系統介紹了一千八百九十二種藥物，詳細記載了藥物的歷史、產地、形態、氣味、功能、方劑，而且注重補闕糾誤，包羅永珍，蔚為大觀。

同時，李時珍沒有止步於對前代本草學的總結補遺，他透過實地考察研究和臨床應用，發現了三百七十四種新藥，這是非常驚人的成就。如我們今天常用的藏紅花、三七、土茯苓等，之前並不被人們視為藥物，正是李時珍發現了它們的藥用功能，從而大大豐富了中國本草學知識的寶庫。

《本草綱目》還推動了方劑學的進一步發展。書中收載各類附方一萬一千零九十六首，涉及內科、外科、婦科、兒科、五官科等臨床各科，治療範圍以常見病、多發病為主，丸散膏丹各類劑型俱全。其中有些方子是李時珍從民間收集的珍貴祕方，也有些是他經過臨床檢驗研製的新方，規模龐大，收錄完備，堪稱「方劑大全」。

《本草綱目》還有一個特點，就是把藥學和方劑學結合了起來。結合藥物去研究藥方，每一味藥物之後都有附方。這就對藥物的功用效能有了更直觀的展示，也揭示了方劑的作用原理，既科學又實用。

《本草綱目》的價值遠不止於此，比如李時珍還在書中首次提出大腦為思維器官的觀點，推翻了幾千年來以心為精神之主的錯誤觀念，是對中醫醫學理論的重大貢獻。書中還涉及動物學、礦物學、化學、天文學、氣象學、農學等許多領域的科學知識。因此，《本草綱目》既是中國藥學史上的重要里程碑，也是中國十六世紀自然科學的百科全書。

遺憾的是，沒能親眼看到《本草綱目》出版，為它傾注了全部心力的李時珍就溘然辭世了。之後幾經輾轉，在李時珍逝世三年後，《本草綱目》才得以面世。

李時珍一生醫學成果卓著，推動了中國中醫藥領域的發展，被尊稱為「藥聖」。不僅高超的醫術和救死扶傷、與人為善的醫德使他備受愛戴，勇於質疑權威的勇氣、一絲不苟的實證態度和勇於探索的創新精神，同樣是他留給後人的寶貴財富。李時珍不僅是中華民族的驕傲，也是公認的世界文化名人，這是對這位偉大的醫藥學家的最高讚譽。

《本草綱目》不僅對中國藥物學發展作出了重大貢獻，還在世界範圍內產生了深遠影響。自十七世紀開始，《本草綱目》輾轉傳到世界各地，先後被譯成十幾種文字，被公認為「東方醫藥鉅典」。英國著名生物學家達爾文也對《本草綱目》讚不絕口，稱它是「一五九六年出版的中國百科全書」。專門研究中國科技史的李約瑟則稱，《本草綱目》是十六世紀中國非常偉大的天然藥物學著作。這些讚譽，可謂實至名歸。

第六章　中醫與生活

第一節　藥借食力，食助藥威——節日飲食的藥效

中國許多傳統節日都有特定的傳統飲食，像春節的餃子、年糕，元宵節的元宵，端午節的粽子，中秋節的月餅，臘日的臘八粥等，都有著悠久的歷史，作為民間習俗的一個重要組成部分而祖祖輩輩延續下來。這些節日食品大多與時令相配合，並具有一定的療養效果。

◆餃子

餃子原名「嬌耳」，相傳是東漢時的「醫聖」張仲景首先發明的。有一年冬至，他看到許多百姓凍爛耳朵，於心不忍，於是發明了「祛寒嬌耳湯」，即把羊肉和祛寒藥材煮熟、切碎，然後用麵皮包成耳朵狀的嬌耳，分給眾人。百姓從冬至吃到除夕，治好了凍傷，遂決定以後在冬至和大年初一模仿嬌耳的樣子做成年節食品，以感念張仲景的恩情。於是餃子從藥用的嬌耳轉變成食品並延續下來。

餃子的名稱和吃法在漫長的發展歷程中屢有變更，如南北朝時人們將餃子混著湯一起吃，稱為「餛飩」；唐代人已經將餃子撈出來單獨吃了；從宋到清，餃子又有「角兒」、「時羅角兒」、「粉角」、「扁食」等多種名稱；明清時期，春節吃餃子已經成為廣大地區的習俗並延續至今。

餃子餡依據口味可葷可素或葷素搭配，素餡分為什錦素餡和普通素餡，選用乾淨新鮮的蔬菜即可；葷餡可選豬牛羊雞等各種肉類和魚蝦蟹等各種海鮮；葷素搭配則要注意食物的配伍，避免性味相沖。各種蔬菜和肉類都要均勻切碎或攪碎，還要加入蔥、花椒、香油、醬油、味精、料酒、鹽等作料，攪拌均勻。這樣配製出來的餃子餡，色味俱佳，葷素適中，營養十分豐富。

◆年糕

春節期間還有另外一樣傳統食品，就是年糕。年糕同樣也有著悠久的歷史，據說早在遼朝的北京，家家戶戶就有正月初一吃年糕的習俗。春節吃年糕，取其「年高」、「年年高」的寓意，蘊含著對新一年的希望和美好祝福。

年糕不僅香甜可口，而且營養豐富，含有蛋白質、脂肪、碳水化合物、鈣、磷、鎂、鉀、煙酸等多種元素。尤其是製作年糕的糯米、黍米，除了食用還可入藥，有「溫中，令人多熱」的功效。再加上糖、棗、果料、脂油等輔料，年糕的產熱是米飯的數倍，營養價值也更高。

年糕雖好吃卻不能多吃，因為它糯性黏膩，不易消化，吃後易生痰，因此患消化不良、胃腸疾病、哮喘的人以及老人、小孩不宜多食；心血管病人、血脂過高的人，最好不食用脂油年糕，以防膽固醇、血脂升高。控制住食慾，不多食貪食，這樣既滿足口福，又補充營養，還有健身袪病之功效，何樂而不為？

◆元宵

上元節吃元宵的民俗可追溯到一千多年以前，相傳元宵作為一種節令食品，始於晉代，盛於唐宋時期。唐代稱元宵為「湯中牢子」或「粉果」；宋代上元節「煮糯為丸」成為固定的習俗，南宋時已經有乳糖圓子、山藥圓子、珍珠圓子、金桔圓子、湯糰等多種上元節食品；明清兩代又出現核桃圓子、玫瑰圓子、白糖圓子和宮廷八寶元宵等，並開始用「元宵」來稱呼這種糯米製成的糰子。元宵節吃元宵的習俗一直延續到今天，元宵的種類和製法也越來越多樣化。

在漫長的發展歷史中，元宵有了許多地方風味特色，製作也越來越精緻。僅就麵皮而言，就有江米麵、高粱麵、黃米麵和苞谷麵等，餡料則有香、甜、鹹、酸、辣等各種味道。其中餡料和製法隨地區不同而大相逕庭。北方元宵多以桂花白糖、山楂白糖、泥糕白糖、豆沙白糖、棗泥白糖等甜味餡為餡心；南方的湯圓則多用豬油、筍肉等葷素兼有的甜味餡，還有鮮肉、火腿、蝦仁等鹹味餡。北方多用籮滾、手搖的方法製作，吃法則有煮、炸、炒、蒸；南方多用糯米水粉包湯圓。

元宵的外皮多用糯米製作，糯米皮較難消化，再加上豆沙、芝麻、棗泥等甜餡或鮮肉、菜肉等鹹餡，都含有很高的熱量和糖分，多吃容易造成積食，影響健康。早晨人的胃腸道功能最弱，尤其不宜食用元宵。適時適量食用元宵，才能兼顧美味與健康。

◆粽子

「渚鬧漁歌響，風和角粽香」，這是中國唐代詩人鄭谷的詩句，描寫了端午節家家戶戶吃粽子，到處飄散著粽子清香的情景。傳說粽子最初是為祭祀投江的愛國詩人屈原而製作的，後來才發展為特定的端午節令食品，在民間吃粽子還有預防疾病的意思。

春秋時期，人們或用菰葉將黍米包成牛角狀，稱「角黍」，或用竹筒裝米密封烤熟，稱「筒粽」；魏晉時期，「仲夏端午，烹鶩角黍」成為端午節的習俗，原料也在糯米之外新增了中藥益智仁，以菰葉裹黍米煮成尖角，如棕櫚葉心之形，這一形態在後來的上千年裡基本沒有改變；宋代，人們開始在粽子裡加入果品；明代，開始出現以牛肉、豬肉和火腿等為餡料的肉粽，粽子的包裹料也從菰葉變為箬葉和蘆葦葉。

粽子一般以糯米為主料，紅棗、豆沙等為餡。除了糯米，用來包裹粽子的外皮也很有講究，多選用性味清涼、有芳香味、無毒的植物葉子，民間製作粽子開始用菰葉，後來普遍用箬葉。

食用粽子時，可以透過食物的搭配來達到解膩的目的，像棗泥、豆沙等特別甜的粽子，可以搭配薄荷茶、綠茶等；特別油膩的肉粽可以配上普洱茶、菊花茶、山楂茶等，以幫助消化。

和年糕、元宵一樣，粽子也是高熱量、高糖分的食物，過多進食無益於健康。肉粽、豆沙粽等含脂量較高，會增加血液黏稠度，影響血液循環，高血脂、高血壓、動脈硬化等患者要特別注意避免食用。

◆月餅

中秋是中國的傳統節日，自古就有帝王春天祭日、秋天祭月的禮制，民間每逢八月中秋也有拜月或祭月的風俗。月餅最初是作為祭品用來供奉月神的，但隨著時間推移，慢慢演變為一種節令食品。

月餅不僅精緻美味，還有較高的營養價值。製作月餅的餡心採用的植物性原料種子，多屬性溫平之物，有強心、鎮靜、安神的功效，有的種子富含維生素E，能夠延緩衰老、滋潤皮膚，有的含有較高的不飽和脂肪酸和礦物質，它們都有一定的保健作用。

但是，月餅糖多、油多，屬於高熱量食品，多吃易引起腸胃不適，因此食用時要注意適量，尤其是老人、兒童和腸胃功能較弱者，切忌過量食用。月餅多吃易膩，可以配上清淡的花茶，既美味爽口，又可解膩助消化。

此外，一些疾病患者應慎食月餅。月餅含糖分較高，過量食用會使血糖增高，因此糖尿病人需慎用；月餅含脂肪量也較高，且多由豬油等動物性脂肪製餡，會增加血液黏稠度，對心血管病患者尤其膽固醇高者非常不利，也不利於膽囊炎、膽結石患者的病情恢復；腎病患者忌多食鹹味月餅，否則易導致大量飲水，增加腎臟負擔，出現水腫；還有胃潰瘍患者，多食甜味月餅會促使胃酸大量分泌，刺激潰瘍面，加重病情。

◆臘八粥

歲末為了慶祝豐收，感謝神靈庇佑，人們要獵百獸、陳百物祭祀祖先和神靈，稱為臘祭。在這一天吃用各種穀物、豆類、果品、肉類等混合煮成的粥，稱為「臘八粥」。

臘八粥的原料，北方民間多用稻米、小米、玉米、高粱、糯米、黃豆、小豆、核桃、栗子、棗、山藥等；南方則喜在稻米、糯米中加入薏米、銀杏、黑豆、蓮子、桂圓、荔枝等，也有加入蔬菜和肉類的。臘八粥多於臘月初七夜間文火慢熬，初八清晨食用。

臘八粥是一種美味的節令佳品，同時還富於營養，又容易消化吸收，有很高的食療價值。李時珍在《本草綱目》中收錄了五十五種食用粥用於食療，認為「方古有用藥物、粳、粟、粱米做粥，治病甚多」。可見，古人已把食粥當作一種益壽延年的保健措施。

臘八粥所用食材包括薏米、栗子、核桃、紅棗、銀杏、蓮子、桂圓等，都是被中醫藥學認為在食性藥中堪稱「上品」的滋補藥材，尤其粗糧、細糧、豆類同煮的熬製方法，能夠充分發揮各種食物蛋白質相互補充的作用，並且更易被人體吸收。同時，米、果類中礦物質、維生素、碳水化合物的含量也較高，對人體大有補益。難怪陸游讚嘆道：「我得宛丘平易法，只將食粥致神仙。」

第二節　養生孰為本，元氣不可虧——四季養氣

◆四季和六氣

中醫認為，人與自然是相互呼應的，人體健康與自然變化、四季循環之間有著密切的關係，從而確立了「天人相應」、「六氣致病」的理論，並總結出一整套順應四時的養氣方案，以達到防治疾病和延年益壽的目的。

所謂「六氣」，是指四季的交替變化帶來的風、火、暑、溼、燥、寒六種不同的氣候。六氣變化是正常的氣候演變，是萬物生長繁衍和人類生存發展的條件，一般不會造成危害。再加上萬物也都有一定的調整和適應能力，所以大多數情況下六氣是有益於生物的生長和人體健康的；但不排除有時六氣的變化特別劇烈，超出了人體調節功能可承受的範圍，而人體正氣不足、抵抗力下降時，對於環境變化的調節和適應能力也會大打折扣，這些情形下就會引發疾病，這時六氣就稱為「六淫」或「六邪」。

自然環境和氣候的變化會影響人體健康，同時，人體的機能也有呼應自然規律的一

面。中醫認為，一年四季中，春生、夏長、秋收、冬藏，與此相應，人體氣血也隨著季節變換而有內外、上下的變化。春季氣暖，故人體氣血從下向上移動；夏季氣熱，故人體氣血由內向外聚集；秋天氣涼，故人體氣血由外向內移動；冬天氣寒，故人體氣血向內部聚集。

既然人體氣血隨季節氣候變化而變化，要保持氣血暢通和身體健康就要注意順應四時，也就是根據四時特點，透過調整日常生活習慣，適應季節、氣候的變化，保持身體陰陽平衡，維持生命機能，避免六邪侵襲。古代醫家特別講究「春夏養陽，秋冬養陰」，就是說人們要透過衣食住行在內的各種活動調養陽氣、陰氣，使其平衡舒坦。

在中醫理論指導和長期生活經驗累積下，人們形成了順應四時以保健康的觀念和準則，日常生活中的許多習慣、講究其實都展現了這一觀念，具體說來就是，春養生氣、夏養長氣、秋養收氣、冬養藏氣。

◆春養生氣

春天，陽氣生髮，自然界萬物生長發芽，呈現出一衍生機勃勃景象，人體的陽氣也隨之生髮上移，日漸旺盛。這時就要注意在衣食住行各方面激發人體陽氣，適應節令變化。

在飲食上，春季宜食用溫甘之品以散寒去風，少食辛燥之物。生活起居上講究早起晚睡，增加戶外活動。可選擇較為舒緩的鍛鍊專案，多在陽光下運動，或者到野外踏青春遊等。如果仍像冬季那樣早睡晚起，深居簡出，懶於活動，肌體的生髮之機就難以萌動，輕者筋骨乏力，精神疲倦，重者則有礙肝氣舒發調達，體內氣血津液輸布不暢，導致舊病復發。

此外，還要保持心情舒暢。因為肝氣與春季相通，隨著春季陽氣生髮，肝陽也日漸旺相，疏洩、調達之性也較為突出。也就是說，春天生機蓬勃，人會變得樂觀豁達，有利於調和臟腑、協調氣血。如果情緒變化激烈，肝氣疏洩太過，會破壞臟腑平衡，導致疾病。所以，保持舒暢樂觀的心情是十分重要的，有利於激發陽氣生長，促進臟腑功能。

同時，春天陽氣初生，還較為微弱，所以要特別注意身體的保養和維護。特別是初春氣候變化頻繁劇烈，還會出現寒流和冰雪天氣，早晚氣溫也較低，容易引發感冒和呼吸道疾病，因此要注意根據氣候變化適時適度添減衣物。

有句俗諺是「春捂秋凍」，就是說由冬入春後，氣候乍暖還寒，先不要著急撤減衣被，可以適當捂一捂，否則寒氣入侵會損傷陽氣。但也要注意捂得適度，如果氣溫已經很高，仍然穿著厚厚的冬裝，一活動很容易出汗，汗多亡陽，就背離維護春陽的初衷了。還有初春盡量避免進食生冷食物，不可貪涼等生活講究，都是出於保養陽氣的考慮。

春天還是一個風氣較盛、多雨潮溼的季節，地面溼氣隨著陽氣上升，容易誘發痼疾，使人得風溼痺症，以及外感風邪引起的感冒、上呼吸道感染和心血管疾病等，因此春季起居要特別注意防潮避風。

◆夏養長氣

夏季，陽氣旺盛，萬物生長茂盛而強壯，人體陽氣也隨之生長壯大，臟腑功能較強，在飲食起居上就需求有別於春天了。

在飲食上，由於夏季天氣炎熱，人體水分流失較多，導致消化液生成和分泌減少，腸胃蠕動變弱，食物的消化尤其是蛋白質和脂肪成分的消化能力降低，人們多食慾不振，喜歡吃清淡涼爽的食物，而對高熱量的食物不感興趣。但同時，夏天人體熱能消耗較大，如果營養不能得到及時補充，就會出現頭昏腦脹四肢乏力等症狀。在這種情況下可以製作一些營養粥、營養湯、涼拌食品等。夏季陽氣旺盛，相應地，人也感覺精力充沛，起居上可以晚睡早起，積極參與到運動和工作中去。但是，夏夜炎熱往往造成入眠困難，再加上天亮得早，實際的睡眠時間非常有限，而夏天人體新陳代謝較之其他季節都要旺盛，能量消耗很大，睡眠不足容易破壞身體平衡，導致精神不振。所以，人們有夏季午睡的習慣，既可以補充睡眠，又可避免在一天最熱的時候工作或戶外活動而引發中暑，無論對提高下午的工作效率，還是對保持身體健康都有好處。

由於夏天天氣十分炎熱，而暑熱之氣容易傷氣傷陰，所以要避免在炎熱環境中從事劇烈活動，以免耗傷氣陰。有的人貪圖涼快，喜歡吃過於寒涼的食物，光著膀子袒胸露背，或者坐臥在當風處以及陰冷潮溼的地方，睡眠時經常直接在路邊屋頂鋪張塑膠布或涼蓆露天過夜，或者整夜開著電風扇和空調。這樣雖然涼快，卻對身體有害，因為在陰涼環境中過久，會傷害人體陽氣，引發各種疾病。

具體來說，多食寒涼之物，袒胸露背，都對臟腑不利，因為人體臟器喜暖怕涼，十分嬌嫩。如果胸背受涼，很容易導致腸胃、呼吸道和心血管疾病。所以，夏天最好少食過涼的食物，再熱的天氣也要遮住前胸後背。很多小孩要穿著小肚兜，蓋住胸腹，也是這個道理。

至於打地鋪、吹風扇等，危害更大。打地鋪時人體和地面只隔一層薄薄的涼蓆或塑膠布，再吹電風扇的話，涼風和地表向上蒸發水分導致人體散熱過多，第二天人多會感到頭昏頭疼，虛弱無力，嚴重的會全身痠痛、腿腳痙攣，引發風溼性關節炎或類風溼病。而且天熱排汗較多，毛孔張開，風邪容易侵入，再加上後半夜氣溫降低，熟睡中人體器官活動減弱，適應外界氣溫變化的調節能力不強，往往容易受涼，導致腹痛腹瀉、噁心嘔吐，嚴重的甚至會引發中風。所以，民間講究夏季睡眠忌室外露宿、袒胸露腹、睡地上、穿堂風、通夜不停扇，是非常有道理的。

夏末秋初時期是陰陽交替的階段，這一時期的氣候特點是暑熱與雨溼混雜，所以要特別注意避免受到暑溼邪氣的侵襲，尤其不能淋雨涉水、進食生冷、久居潮溼之地，以養護脾胃。

◆秋養收氣

秋季是天氣由熱逐漸變涼的季節，陽氣漸衰，陰氣漸長，人體陽氣也漸趨內收，臟腑功能減弱。所以秋季應早睡早起，適當減少運動量和勞動強度，同時注意飲食上的補養，使肌肉、筋骨、臟腑得到恢復和補充。

具體來說，由夏入秋後，天氣往往會有反覆，或燥熱難當，俗稱「秋老虎」；或風寒露冷，霜風凜冽，這樣的天氣變換最容易引發咳嗽等呼吸系統疾病。秋天的主氣為燥，燥氣可以驅散夏末雨溼，但太過乾燥又會有傷陰津，導致皮膚乾燥、口乾咽燥、大便祕結、口渴等現象，尤其容易損傷肺臟。

針對這種季節特點，主張人們秋天多吃性味平和、略為溫補的食物，少吃寒冷食物，但也要避免大熱大燥。同時還要注意避免過量食用辛燥腥羶之物，戒菸戒酒，以防秋燥。

秋季到寒露霜降時，溫差明顯加大，天氣寒冷，尤其霜風襲人，陰冷刺骨。此時就要注意避免霜風侵襲，防止呼吸道疾病和心血管疾病發生。天晚了盡量不要外出，即使在室內活動，也要盡量早睡，以免寒氣侵入，積寒成病。對於體魄強壯的人來說，則不妨早起，到戶外散步運動，可以增強身體免疫力和禦寒能力，以抵抗即將到來的嚴冬。

◆冬養藏氣

冬季是四季之末，此時陽氣內藏，陰氣旺盛，人體氣血流動也隨之內收陽氣，長養陰氣。由於冬天主氣為寒，如果寒氣不足，陽氣就無法內收，致使陰氣失於長養；但寒氣過盛，又會損傷陽氣，這兩種情況都會損害身體健康，引發疾病。五臟之中，腎氣與冬季相通，冬季過於寒冷會損傷腎陽，進而損及全身陽氣。所以，冬季最講究補腎，維護陽氣、固補陰氣。

在飲食上，由於冬季氣溫低，人體散失的熱量更多，清淡食物已經無法滿足身體的需求，這時就要多吃含蛋白質和脂肪較多的動物肉類，以補充足夠的熱量供身體所需。

為了補充陽氣，也要適當進食一些溫補滋養的食物或中藥。適當食補的效果甚於服用補藥，但要補之有度，太過就會助陽化熱，損傷陰精，導致疾病，違背了食補的初衷。

冬季還可以吃一些含明膠的食物，以使皮膚光澤柔潤，增強禦寒能力，避免皮膚在乾燥寒冷的天氣狀況中裂開。

在起居上，由於冬季過於寒冷，所以要注意室外保暖和室內取暖，這也是維護陽氣、固護陰氣的必要措施。這一時期應該早睡晚起，以避寒氣，同時注意休養生息，避免過於勞累而擾動陽氣、耗散陰精。戶外活動可以適量安排，以增強肌體對寒冷環境的適應能力，時間和運動量可視自己的身體健康狀況而定，但最好不要過長過量。

為了增加室內溫度，冬季人家多半使用空調、暖氣等裝置，或者生爐取暖。為了保溫，往往門窗緊閉，以防止熱氣流失，但這樣一來人體排出的二氧化碳和燒煤產生的一氧化碳、二氧化硫等有害氣體長時間留在室內，不能及時散發出去，會使人產生頭暈噁心等缺氧症狀，嚴重時甚至會造成窒息死亡。所以，冬天室內取暖保溫的同時，千萬不能忘記開窗通風，排除室內汙濁空氣。正如民諺所說：緊閉窗和門，疾病就上門。多開窗、保健康是冬季保持身體健康必須謹記的要訣之一。

自然界有春夏秋冬四季交替的運動，人體亦有陰陽之氣此消彼長的運動，順應自然規律，自己的衣食住行，就能維持人體自身的和人體與自然界之間的陰陽平衡，如此，則病邪難入，健身益壽。

第七章　中西醫的碰撞與融合

歷史發展到近代，中國社會開始了現代化的歷程。所謂現代化，在一定程度上就是西化，就是說中國文化傳統在很多方面受到西方文化的衝擊和影響，中醫也不例外。西方醫學是一個以解剖學為基礎的知識體系，這與中國傳統以五行氣血理論為基礎的知識體系截然不同。

在一個相當長的時期內，當現代科學價值觀逐漸取代了傳統和習慣時，中醫的社會影響力逐漸下降，甚至出現了前所未有的危機。然而，社會總是在不斷反覆中前進的，當人們開始反省科學思維的局限性，並能更加客觀地對待傳統文化的時候，中醫又受到了關注。同時，中醫也在與西醫的碰撞、融合、觀照中，找到了自己的發展方向。

無論如何，中西醫的衝突、融合和發展，不僅是醫學自身的事情，同時也展現了兩種文化的競爭、認同和發展，是一個十分重要的文化現象，關係到我們的選擇和未來。

第一節　西學東漸——西醫的引入

西醫引入中國經歷了一個規模和影響由小到大的漫長過程，中間跨越數百年。隨著鴉片戰爭後西醫更加大力傳入和形式的多樣化，近代西醫學的成果不斷引入中國，為西醫在中國的發展奠定了基礎。

西醫學東漸早在十六世紀就已開始。明末清初，來華的傳教士把基督教帶到中國的同時，也帶來了西方近代科學和醫藥學。利瑪竇的著作《西國記法》就載有生物學知識，其中包括腦的解剖位置和記憶功能。

明代醫藥學家李時珍也提出過「腦為元神之府」的新見解，和中醫權威經典《內經》「心主神明」的觀點大相逕庭。

但是，中西醫雙方的這些新發現都沒能動搖傳承數千年的《內經》之說。利瑪竇的理論也只是聊備一說，從者甚少。

之後，瑞士人鄧玉函來華，他是第一個傳教士醫生。雖然他是羅馬教廷科學院院士，在歐洲科學界地位崇高，但他在華譯述的《泰西人身說概》和《人身圖說》等蓋倫醫學思想並無顯著的反響。法國傳教士巴多明則把《人體解剖學》譯成滿文，是向中國介紹西醫解剖學的最早論述。

由於當時傳入的西醫主要是淺顯的解剖生理知識，應用不多，在臨床技術上相較中醫並無明顯優勢，再加上中國正處於明清易代之際，對科學文化方面關注有限，所以這一時期西醫的傳入整體來說影響不大。

西醫真正開始對中國醫學發生影響是在十九世紀初。西元一八〇五年，葡萄牙醫生埃維特和東印度公司醫生皮爾遜將種牛痘術引入中國，因效果奇佳而得以迅速推廣，各地建立了許多種痘所，成為大規模傳播西方醫學的尖端陣地。

鴉片戰爭後，中國社會的性質和原有的歷史環境遭到強制性改變，半殖民地的社會形態和開放的通商口岸使得西醫技術大舉傳入，之後的半個世紀成為確立西方醫學在中國地位的關鍵期。

這一時期的西醫傳入仍然跟傳教士關係密切。他們在傳教的過程中發現，以醫傳教的方式更容易贏得中國人的尊重和信任。於是，他們以傳教為目的，以行醫為方法展開傳教活動，客觀上為西醫在中國的發展培育了廣泛的社會基礎。整體來說，這一時期的西醫傳播主要有建立醫院、創辦醫校、編譯醫書、留學學醫四種方式，範圍也從沿海逐漸擴散到內地，形成一股大規模全方位的西醫傳播浪潮。

◆建立醫院

早在西元一八三四年，基督教美國公理會國外布道會就決定把醫療作為對華傳教的主要管道，並向中國派出了第一個傳教士醫生伯駕。次年伯駕就在廣州設立了第一所眼科醫局，廣州成為近代西方醫學最早輸入和最先繁榮的城市。一八三八年中國醫學傳教協會在廣州成立，借醫傳教有了正式的組織體系。

鴉片戰爭後，一系列不平等條約迫使中國大量開放通商口岸，供資本主義國家進行對華貿易和傳教，教堂紛紛建立，並逐漸由沿海擴散到內陸地區，西醫作為傳教的媒介和帝國主義文化侵略的工具得以大力發展。

西元一八四二年，伯駕從美國回到廣州，在眼科醫局的舊址上新建醫院，後更名為博濟醫院，成為當時規模和影響最大的教會醫院。伯駕還引入了許多當時十分先進的儀器和治療方式，使得西醫在中國的傳播幾乎緊跟在本土的發展腳步。

以麻醉劑為例，一八四六年美國醫生摩頓首先使用乙醚拔牙，同年倫敦外科醫生也開始在外科手術中應用乙醚。伯駕在中國的行動非常迅速，當年就引進了乙醚麻醉法和麻醉儀，並應用於臨床。一八四七年辛普森醫生首次將氯仿用於外科手術，次年伯駕也引進了氯仿麻藥，並在一八四九年十一月二十四日首次應用氯仿麻醉成功實施了一例摘除膀胱結石的手術。

乙醚和氯仿這兩種麻醉藥對西醫外科的根本性進步有重要作用，伯駕的及時引入不僅提高了醫院實施外科手術的水準，而且大大擴展了外科手術的範圍，其治療範圍包括眼科、內外科、骨科、皮膚科、牙科等，腫瘤、膀胱結石、乳腺疾病、壞死性骨骼切除等手術的成功率頗高，解決了一些中醫難以起效的問題，擴大了民眾對西醫的接受度。

除廣州外，上海、寧波、廈門、福州等沿海通商口岸也都紛紛建立了教會醫院，其中上海教會醫院的規模僅次於廣州。在上海從事醫藥事業的教會仍然是英美的基督教會和法國的天主教會。

英國傳教士洛克哈特開創了在上海建立教會醫院的歷史，他的醫院每年接待的病人多達萬餘。美國的詹姆斯、泰勒、凱利、菲什等傳教士和醫師，法國的神父勒麥特裡和外科醫生法勒、休巴克等，也都在上海開設了診所。

隨著內地通商口岸漸次開放，西醫的腳步也隨之而來。

這一時期是西式醫院在中國生根成長的階段。據統計，西元一八五〇年中國還只有十家教會醫院，至一八九七年已經增至六十一家。一九〇〇年之後，庚子賠款為教會醫院的建立提供了充足的資金支持，西醫規模更盛，至一九〇五年已有各類醫院和診所四百多家。教會醫院和診所成為引介和傳播西醫的重要基地。

◆創辦醫校

西醫傳入中國的同時，西醫教育也隨之展開，並經歷了由零散到系統、由業餘到專業的轉變。

西醫傳入初期，傳教士醫生人手有限，無法滿足繁重的醫務工作需求，於是他們就在醫院和診所招收中國學徒，傳授粗淺的醫學知識，培養醫務助手，因此，早期的西醫教育是在醫院內以師帶徒的形式進行的。

隨著西醫成果的不斷引入，西醫的傳播和接受有了比較深的根基，培養本土醫務工作者的要求就被提上了日程。這時，以師帶徒的方式不再能適應系統完整的醫學學習的需求，全面開展西醫教育勢在必行。而十九世紀末二十世紀初越來越多的傳教士醫生和職業醫生來到中國，也為創辦專門的西醫學校提供了師資條件。

西元一八六六年，博濟醫院開風氣之先，率先設立博濟醫校，這是中國第一所西醫學校。一八七九年，博濟醫校從博濟醫院分離出來，開始專門從事醫學教學工作。

但從這時開始一直到十九世紀末的幾十年間，以師帶徒還是教會醫院醫學教育的主要方式。到西元一八九七年為止，六十一家教會醫院中仍有三分之二採用的是以師帶徒的教學方式。這種局面一直到一九〇〇年後才改觀。

《辛丑條約》的政策支持和庚子賠款的資金支持使得西醫教育在二十世紀初迅速發展，一九〇〇年之後的二十年間就建立起了二十三所教會醫學院校，以及三十六所護士學校、藥學校、助產學校等。北京協和醫學院、長沙湘雅醫學院、上海震旦大學醫學院、山東齊魯大學醫學院等如今赫赫有名的醫學院校，都是在這一時期建立的。

隨著西醫學校的建立和西醫教育體系的完善，培養了大批醫護人員接受了專業教育培養，為西醫在中國繼續傳播、擴大影響和本土發展提供了強大的力量。

◆編譯醫書

除了創辦醫校，眾多西方傳教士和醫生還有意識地編寫和翻譯西方醫學書籍，這也是早期西醫傳入的重要途徑之一。早在西元一八一五年，皮爾遜的《新訂種痘奇法詳悉》就被翻譯成中文，在廣州流傳，並逐漸推廣到其他地區，這是西醫文獻在中國傳播的開端。

西元一八五一至一八五九年間，英國傳教士醫生合信出版了《全體新論》、《西醫略論》、《內科新說》、《婦嬰新說》等五種醫學著作。這是傳教醫生首次自覺地、有計畫地把西方臨床醫學比較系統地引進中國。合信醫書也成為中國近代西醫學啟蒙的教材，對近代中國西醫的發展產生了很大影響。

此後，編譯西醫醫書的重要性引起了廣泛注意，更多的醫生學者投身到這一領域中。

此外，博濟醫院的美國醫生嘉約翰編譯了《內科全書》等二十種醫書，廣泛介紹了當時的西醫西藥，對培養本土西醫人才有積極的推動作用。

英國人傅蘭雅、德貞等，也翻譯和編著了大量介紹西方科學技術和西方醫學的書籍。

上海美華書館則致力於出版各種譯成中文的醫書，推進了西醫在中國的傳播。至辛亥革命前，已有約百種西醫譯著在中國流傳。

特別值得一提的是丁福保於一九一四年編成的《丁氏醫學叢書》，基本上涵蓋了當時西醫基礎醫學和臨床各科的最新成果，對中國醫學界的影響頗大。

同時，中英文醫學刊物也紛紛創立。自西元一八八〇年廣州博濟醫院出版《西醫新報》，拉開了創辦醫學報刊的序幕之後，博濟醫院主編的《醫學報》、漢口聖教會主辦的《蓋文月刊》、中國醫學傳教會出版的《博醫會報》等中英文刊物紛紛湧現，廣泛譯介西方醫學最新成果，有效地促進了西醫傳播和學術交流。

從傳教行醫到創辦醫院、學校，編譯醫書，在中國西醫逐漸由單純應用深化到人才教育，其滲透力和影響力越來越大。同時，還有一種方式對西醫在中國的傳播和發展造成了關鍵作用，就是留學學醫。

留學學醫

鴉片戰爭的失敗打碎了清政府天朝上國的狂妄之心。為了鞏固統治，清政府掀起了洋務運動，企圖以西方先進的科學技術來挽救腐朽的統治，於是他們派遣公費留學生到國外學習科學技術。

其中黃寬是中國留學歐洲學醫的第一人，他先後在美國麻薩諸塞州的蒙森學院和英國愛丁堡大學學習，獲得愛丁堡大學醫學博士學位，回國後在博濟醫院行醫執教，是中國第一代西醫。

民間的留學活動也時有發生，其中金韻梅是中國第一位留學習醫的女性，從美國紐約女子醫學院學成歸來後，她曾在廈門、成都、天津等地行醫並創辦了護士學校。

到十九世紀末二十世紀初，資本主義列強意識到，要真正統治中國，就必須動搖原有的文化根基，以西學來全面取代傳統的中國文化。因此，培養為他們服務的西式人才迫在眉睫，於是列強紛紛和清政府簽訂協定接受中國留學生。

同時，面臨嚴重的民族危機，中國的資產階級改良派和革命派為了尋找救亡圖存的道路也紛紛出國留學，掀起了這一時期的留學熱潮。

短短幾年間，到歐、美、德、日等國家留學的學生就多達數萬人。他們學成歸國的同時，也帶回了當時最先進的醫學成果，成為傳播西方醫學的重要力量。

西醫的引入就這樣從無意識轉為有意識，從零散化走向系統化，完成了西醫在中國的初步擴張和發展。而西醫在引進過程中不可避免地要與中醫正面交鋒，遭遇這種異質文化時，本土中醫學有什麼反應，兩種迥然不同的醫學體系又是如何共存的呢？

第二節　狹路相逢——中西醫的碰撞和選擇

西醫引進中國短短幾十年，就由一股幼弱的新生力量迅速壯大，至二十世紀初已漸成氣候，本土的中醫學根本無法忽視和迴避這個突然的闖入者，兩者狹路相逢時，中醫學的傳統道路不可避免地發生了改變。

初期的和諧

所謂中西醫的初期和諧，實際情況是近代之前，西醫學雖有輸入，但影響甚微，根本無力對中醫學構成衝擊和威脅，中醫學也始終處於獨尊的地位，沿著固有的發展軌跡穩定自主地前行。

從明末西醫的涓滴流入，到鴉片戰爭前的以醫傳教，西醫還沒有展現出能夠獨立對抗中醫的技術優勢，中國醫學界也沒有將西醫視為威脅，有意識地進行抵制，反而還以開明的學術思想，積極吸納借鑑西醫先進的醫學成果，因此兩者相安無事，和諧共存。有兩件事可以說明當時中西醫和諧共處的狀態。

西元一八〇五年，牛痘接種術由皮爾遜引入中國廣州，在廣州十三洋行的支持下迅速普及推廣到其他地區，譯刊種痘術、僱人學習種痘術、開設種痘所等活動也如火如荼地展開。皮爾遜寫的《新訂種痘奇法詳悉》也四處流傳。這本小冊子輾轉到了種痘術的發明者愛德華手中，不禁讓他感慨，中國人竟比他的家鄉英國更信賴種痘。

原來，早在一七九三年，牛痘就已研製出來，卻被歐洲醫學界普遍質疑，直到一八〇二年，才在歐洲和美洲首次試用。相比之下，中國對牛痘的引進和接受不可謂不迅速。可見，當時西醫並沒有因為是舶來品，而被社會大眾排斥或認為是侵略，只要有療效，人們是非常樂意接受的。

社會大眾對西醫態度如是，醫界人士亦開明融通。王清任直言要為傳統醫學改錯，在一八三〇年出版的《醫林改錯》中針對中醫的一些錯誤觀念提出了新見解。他發現視覺神經是由眼球通往腦部的，斷定眼所視、耳所聽、鼻所聞皆通於腦，再參考李時珍「腦為元神之府」的觀點，在《醫林改錯》專科設「腦髓說」一章，力求推翻《內經》傳統的「心主神明」說。他還親自觀察屍體，繪製「改正臟腑圖」三十五幅，收錄於書中。雖然不乏謬誤之處，但他的實證精神令人嘆賞。從王清任的思路可以明顯看到中醫受西方解剖學影響的痕跡，這種借鑑西醫、反思傳統醫學的學術精神是十分可貴的。

反觀這一時期西醫對中醫的態度，英國皇家醫學會院士合信於一八五一年來華，同年將自己的《全體新論》和王清任的《醫林改錯》同時發行，有意地挑戰中醫傳統臟腑學說。但值得注意的是，合信是一位純粹的學者，他的目的並不在於以西醫為幌子行文化侵略之實，而是致力於傳播醫學知識，因此他對中醫的挑戰應該是一種單純的學術爭鳴。儘管他挑戰中醫理論，在臨床上卻中西藥並用，並不視二者為對立，從中亦可見兼容並蓄的學術通達態度。

整體來說，十九世紀前期和中期的西醫傳播並未對中醫構成致命的衝擊，中醫的權威地位並未動搖，二者基本上互不干涉、和諧共存。

◆ 摩擦與回應

當然，對於十九世紀西醫學在中國的傳播，中醫學界不可能沒有任何反應。尤其在合信的五種醫書出版以後，中醫感受到了來自未知實力的對手的挑戰，並對此作出了回應和反擊。

西元一八八七年，羅定昌著《中西醫士臟腑圖說》，堅持《內經》說法，批評合信《西醫新論》中的西醫解剖，認為中西醫的差異並不代表中醫理論就是錯誤的，只不過是異域風土差異導致，以此維護《內經》的權威地位。

西元一八九二年，唐宗海著《醫經精義》，遙應合信的挑戰。他同樣堅持中醫經典的正確性，但也指出近來中醫已漸失真傳，故謬誤頗多，可以借鑑西醫有用之處，豐富和完善中醫學說。

同年，朱沛文著《華洋臟象約纂》，詳細比較了中醫經絡系統與西醫循環系統理論及二者對血液論述的差異，雖然仍堅持以中醫理論為正宗，但也了解到了西醫在臨床應用上的優勢，對西醫學的態度較為中肯。

應該說，在甲午戰爭失敗之前，儘管中西醫之間也有摩擦和衝突，但規模、範圍、影響都不大。西醫的挑戰並沒有讓中醫學界感受到迫在眉睫乃至關係到生死存亡的威脅，只是開啟了他們對中醫的反思之路。在他們的設想中，只要適應時代趨勢，把西醫新知有效吸納進傳統的中醫體系並精準定位，就能消弭中西醫之間的衝突，並使中醫在新的時代保持長久的生命力，穩步發展下去。

但是，到了十九世紀末，隨著建醫院、辦醫校、譯醫書等活動的蓬勃開展，西醫已悄然確立了自己在中國的地位，不斷擠壓中醫的生存空間。中西醫這兩種不同的醫學體系進入了短兵相接的階段。

◆中醫的危機

甲午戰爭後，中醫真實地感受到了自己所面臨的危機。

這種危機一方面來自醫學界本身。隨著西醫大規模傳入和迅速發展，其在中國迅速建立起社會地位和知識權威，而一些接受了西學的人以西醫體系衡量中醫，認為中醫是落後的、不科學的，還會阻礙西醫的傳播，因此提出了廢止中醫的要求。

另一方面，中醫的危機又有著特殊的歷史背景。甲午戰爭失敗後，中華民族面臨亡國滅種的危機，有識之士走上救亡圖存的道路，要求以改良、改革乃至革命的方式求得民族的自新自強，傳統文化成為改革的對象，作為傳統文化重要組成部分的中醫學自然不能倖免。中醫真正走到了危急存亡的緊要關頭。

早在西元一八七九年，俞樾就發表《廢醫論》，最早提出廢除中醫中藥的主張，但並未引起大的反響。

西元一八九五年鄭觀應出版《盛世危言》，全面批判傳統學術。

西元一九〇五年清政府取消科舉制，象徵傳統經學權威地位的喪失。

新文化運動推崇「賽先生」（科學），破除傳統成為時代的召喚。

儘管這些論爭並不一定直接針對中醫學，但毫無疑問動搖了中醫在傳統文化和學術思想方面的根基，中醫理論的科學性和治療的有效性也備受質疑。

這一時期，批判中醫之聲不絕於耳，廢止中醫的呼聲也一浪高於一浪。嚴復、梁啟超、章太炎等人都大力主張廢除陰陽五行學說。梁啟超認為，中國傳統學術將無數事象盡數歸為陰陽五行，並以此支配性命攸關的醫學是學界之恥。陰陽五行是中醫理論的核心，廢除它就相當於抽離了中醫理論賴以生成和發展的基石，是對中醫學的徹底否定。他們以學界領袖身分號召廢除五行學說，無疑給中醫重大的打擊。

同時，國內的西醫界對中醫的攻擊更為猛烈，而且與梁啟超等人著眼於中醫學現代化和科學化的訴求不同的是，他們要為西醫在中國的順利發展掃清道路，因此對中醫的態度是全面的攻擊和否定。其中批判最強烈的當屬余巖。

余巖是正規接受西醫教育的留學生，對中醫的一整套理論學說都嗤之以鼻。他在西元一九一六年發表了〈靈素商兌〉一文，自信地宣稱，必將徹底摧毀舊醫家的陰陽五行十二經脈之說，而只要證明中醫的理論基礎是虛妄的，整箇中醫學體系將不攻自潰。

中醫批判的浪潮還一路從學術界蔓延到了政治領域。

西元一九一三年，北洋政府教育總長汪大燮改革大學教育制度，將中醫排除在醫類課程之外，敲響了中醫存亡的警鐘。

西元一九一五年，江蘇袁桂生將「廢五行說」作為一項提案交神州醫藥總會討論。

西元一九二九年，余巖在中央政府衛生委員會議中提出廢除舊醫、推行新醫的議案，同年，中央政府通過了《廢止舊醫以掃除醫事衛生事業之障礙案》。

至此，中醫的權威地位幾乎喪失殆盡，西醫後來居上，成為二十世紀以來中國醫學的主流。

◆救亡之路與融合的努力

在變革救亡的歷史背景下，面對廢止中醫派人士咄咄逼人的攻勢，中醫界迅即作出反應，為中醫學的生存延續奔走呼號。

西元一九一三年，政府頒布新學制，不承認民間自發的中醫教育。針對這項法案，全國十九個省市的中醫界組成中醫救亡請願團，要求中西醫平等，中醫教育合法化，但最終無果。

西元一九一四年，《中醫救亡芻言》發表，號召醫界人士為保存和發展中醫學謀求出路。

在學界和政界的雙重壓力下，一些中醫學家就如何有效保存和發展中醫學展開了思考。他們意識到，隨著西醫種種優勢的顯現，其加速發展的腳步已勢不可擋，單憑頑固堅守傳統中醫已不可能收復失地，只有以開明的態度吸收借鑑西方醫學的優勢，截長補短，融會貫通，實現中醫的現代化和科學化，才能為中醫的生存增添力量。

為此，中醫界展開了一場反思中醫和融會中西的思考和應用，其中最有代表性的是中西醫會通和中醫科學化的試驗。

中西醫會通思想是針對廢止中醫之說提出的一種解決方法，主張中醫與西醫正面周旋，融會貫通，當時影響甚大，形成了一個學術流派，代表人物是惲鐵樵和張錫純。

惲鐵樵有非常融通的學術視野，積極汲取西醫學說，尋找中西醫理論相通的可能性。在《傷寒論輯義》中，他借用西醫概念註釋《傷寒論》，向讀者介紹西醫學理，顯示出會通的學術思路。當然，他的根本目的還在於維護中醫理論，在中西醫會通中也主張兼採中西之長而以中醫為主，試圖以此完成中醫的更新，從重重危機中突圍而出。

惲鐵樵注重借西醫理論改良中醫學說，張錫純則著眼於中西會通在臨床上的價值。他認為，西醫對中醫的挑戰並不在於對五行臟腑學說的動搖，只要中醫能夠顯現出臨床上的優越性就不會滅亡，因此主張以西醫之長補中醫之短，提升中醫的臨床功效。在臨床實踐中，他也以療效為先，不拘泥於中西任何一方的診治觀念，藥物並用，開啟了中西醫臨床會通的新思路。不過，他也強調中醫包括西醫之理，主張「衷中參西」，也就是維護中醫立場，而以西醫為輔。

中西會通派致力於中西醫的融會相通，在理論和應用上都有所建樹。但是，他們對西醫缺少全面的了解，知識結構仍以傳統醫學為主，因此所謂的中西會通，最大限度也不過是將自己所知的西學知識填補到中醫體系中去，甚至還時見謬誤。

同時，在學術立場上，他們也認為，儘管中西醫各有短長，但中醫仍是醫家正宗，西醫遠不能與之分庭抗禮，因此堅決維護中醫的正統地位。

而要真正融會中西，沒有學貫中西的廣闊視野和一視同仁的平等眼光不能實現，因此中西會通派的努力並不能創造出科學先進的新型中醫體系，充其量只是為中醫之存續而施行的緩兵之計。

同時期，新文化運動興起，前所未有地宣揚科學的力量。隨著各門現代學科在中國初步站穩腳跟，一場改革傳統學術文化、弘揚科學精神的科學化運動轟轟烈烈地展開了。所謂的科學化，就是把對象轉化為系統的、合理的、正確的、真理性的東西。

作為傳統文化的一部分，中醫自難倖免。「中醫科學化」就是在這種背景下提出來的改良主張，代表人物是丁福保和陸淵雷。

丁福保認為，中醫存亡危機的關鍵是內在的學術問題，尤其是五行理論對中醫走向科學化大有阻礙，應當廢除，主張徹底改革中醫。

陸淵雷認為，儘管中醫理論的正確與否並不影響中醫的實效，但中醫理論確有虛玄之處，並會影響到人們對其實效的信任，如果堅持捍衛中醫理論，其更會成為被攻擊的弱點，以致危及中醫學的發展。因此，他主張把中醫理論轉化為正確合理的真理性體系，以獲得科學界的認同。但是，他的主張雖充分肯定了中醫藥的經驗，卻基本否定了中醫理論體系，不乏偏激之處。

中醫科學化的論爭從一九二〇年代一直延續到五〇年代，直到一九四九年後還有餘波。陸淵雷在一九五〇年仍堅持中醫科學化觀點。一九五一年至一九五二年政府部門頒布規定，中醫執業者必須重新學習西醫課程，通過考試方可行醫，這又一次引起了中醫科學化的爭論。

中醫科學化的觀點不能辯證地看待中醫理論，取其精華，去其糟粕，反而主張全盤否定，有著明顯的局限性，但其積極思考和探索中醫與現代科學知識接軌的方式，尤其勇於正視中醫理論的缺陷，堅持科學的研究方法，又值得肯定。

但是，中醫科學化又引發了另外一系列思考：作為一種建立在傳統學術基礎上的醫學體系，中醫真的能夠透過改革，並被現代科學所容納嗎？或者說，中醫科學化是否有成立的可能性？如果中醫透過改革進而科學化，是否意味著被西方醫學同化，這是否又是另一種形式的滅亡呢？這些問題始終困擾著中醫界。

就在中醫界為中醫的存續四處奔忙之時，西醫已建立起自己的知識權威和社會地位，成為二十世紀中國醫學的主流選擇。在這場中西醫學的碰撞衝突中，中醫幾乎全盤落敗。

但是，中醫傳統地位的喪失並不意味著就此銷聲匿跡，中西醫會通和中醫科學化的應用已為中醫的生存發展指出了新方向，那就是中西醫結合。

第三節　中西合璧，體用為一——中西醫結合

廣泛來說，凡是會通中西醫的診治概念與方法，並行或互補地施用在患者身上，就

是中西醫結合。如二十世紀初中西醫會通派針對廢止中醫說所作的一系列理論思考和應用就是早期的中西醫結合。

在現代，中西醫結合則是中國政府長期施行的衛生政策，是中國醫療衛生發展的方針。

中西醫結合就是以現代醫學等現代科學知識和方法，來繼承和發展中醫藥，中西醫學相互補充，截長補短，診治疾病的醫學形式。

中西醫結合的早期嘗試累積了十分豐富的經驗，為中西醫結合的系統化奠定了基礎，對現代醫藥衛生領域的發展方式也有很大的借鑑意義。

◆方針的確立

一九四九年後採取的中西醫結合的衛生政策，既是戰爭時期中西醫結合應用的延續，也是特殊而迫切的時代需求。

一九五〇年代，中國人的平均壽命僅三十五歲，鼠疫、猩紅熱等傳染病和各種社會病、職業病、地方病不斷蔓延，國民健康狀況令人擔憂。

在嚴峻的衛生形勢面前，一九四九年九月召開的第一屆全國衛生行政會議確定了以預防為主的全國衛生工作整體方案，隨後積極部署和大力展開各類傳染病的防治工作。這項工作艱鉅繁重，單靠中醫或西醫來完成都是無法想像的，只有中西醫精誠合作才能盡快控制住各類疾病，改善國民的醫療條件和衛生狀況。因此，中國政府在初期確定中西醫合作的方案也是特殊形勢的必然要求。

在團結中西醫的工作方針支持下，中醫學的地位比過往大幅度提高，各種形式的中醫研究陸續開展，中西醫結合也從最基本的人才培養入手，進入實質性階段。經過幾十年的發展，中西醫結合學科漸成規模，在理論規劃和臨床應用兩方面都取得了令人矚目的成就。

◆發展階段

中西醫結合的學科建設與發展基本上可以分為三個階段：中華人民共和國成立到一九五〇年、一九五〇到一九八〇年初、一九八〇年至今。在這個過程中，中西醫結合逐漸全面深化。

第一階段：中華人民共和國成立到西元一九五〇年

中國政府在初期確立了結合中西醫的工作方案之後，中西醫的學科結合也隨之展開。這一時期的主要任務是系統整理中醫中藥知識和臨床經驗，肯定中醫學價值，在此基礎上尋求中西醫結合的可能性和途徑，同時為中西醫結合的長遠發展培育人才。

一九五四年，中醫問題臨時工作組成立，就改進中醫工作問題展開調查，提出了建立中醫研究院的動議。

同年，發表了《貫徹對待中醫的正確政策》的社論，強調了西醫學習中醫的必要性。文章指出，中醫中藥的最大弱點就是缺乏系統的科學理論，其發展和提高因而受限，要弘揚中醫，就必須根據現代科學的理論，用科學方法來整理中醫學的學理和總結臨床經驗，使中醫逐漸和現代醫學科學合流。

一九五五年，中醫研究院成立，明確其基本任務是中西醫合作，以科學觀點和方法有步驟、有計畫、有系統地對中醫中藥知識和臨床經驗進行研究和整理，培養醫學院校講授中醫課程的師資和中醫藥研究人才。

中醫研究院成立同時，首屆中醫研究班成立，以西醫學習中醫作為改進中醫工作的一方面的構想，開始落實並克服重重困難不斷推廣，至一九五九年掀起了西醫學習中醫的熱潮。

除創辦西醫學習中醫的研究班外，中西醫聯合會診的方式也得以提倡。所謂中西醫聯合會診，就是把中醫請到西醫醫院會診，甚至在西醫醫院開設中醫門診，增進中西醫之間的學術交流，並觀察中西醫各自的臨床效能，相互截長補短，提高診療技術，以促進中西醫的結合。這種方式特別強調發揮中醫的長處，西醫向中醫學習，是中西醫結合的最初形式。

這一時期對中醫的整理和改革，為中西醫結合的進一步發展大有助益，多種形式的西醫向中醫學習的教育又培養了大批中西醫兼通的複合型人才，為中西醫結合的理論建設和應用提供人才基礎，確保了中西醫結合的長久發展。

在理論政策上探索中西醫結合途徑之時，中西醫結合也同步落實到臨床治療上。

這一階段的特點是臨床實驗性描述，採取的主要合作形式為，先由西醫診斷，明確病例，然後主要由中醫用中藥或針灸治療，必要時西醫進行配合，最後按西醫指標觀察療效，這就是西醫診斷、中醫治療的基本模式。

這種合作形式後來發展為在中西醫密切配合下，根據具體情況選用中西醫藥或兼而採之，稱為中西醫綜合療法。這一療法在當時被廣泛普及到各地醫療衛生機構和臨床各科各病種中，並驗證了中醫的療效。

這一時期的中西醫結合，不僅有效地保障了預防保健工作的順利進行，而且在臨床治療上也取得了許多優秀成果。一九五八年舉行的醫藥衛生技術革命經驗交流會和展覽會上，展示了中西醫團結合作取得的初步成果，顯示出中西醫結合的優越性，使中西醫結合研究者們信心倍增，中西醫結合研究也向著系統綜合的方向進一步深化。

第二階段：一九五〇到一九八〇年初

在一九五〇，政策上的中西醫團結合作和技術上的西醫診斷中醫治療、中西醫綜合治療取得了很大的成就，在此基礎上，中西醫結合進一步發展，有意識地進行學科的系統理論確立，對研究所應遵循的方針、歷經的步驟、採用的方法、研究工作的直接結果和最終目的有了更清晰的考量和共識，由此形成了中西醫結合的共同綱領。

中西醫結合共同綱領的主要內容是：在中西醫團結合作的基礎上，主要由中西醫兼通的醫學人士，用現代科學（包括現代醫學）方法，研究、繼承、發揚中國傳統醫藥學遺產，豐富現代醫學科學，發展具有中華民族特點的新醫學。這一綱領產生於西元一九五九到一九六〇年，代表了當時中西醫結合研究的最新理論成果。

這一綱領強調了中西醫團結合作對於順利開展中西醫結合事業的基礎性地位，指出了中西醫結合對於繼承和發揚中醫學優秀遺產的推動作用，更重要的是，提出中西醫結合的直接目標和終極目標是豐富現代醫學科學，實現具有民族特色的新型醫學。

這個目標也是中西醫結合的最佳發展方向和出路，從中可以看出中西醫結合研究者們宏大的學術構想和追求。

在組織方面，圍繞著中西醫結合共同綱領提出的這一奮鬥目標，一些志同道合之士團結在一起，形成了中西醫結合學術共同體。他們來自不同方面，中醫、西醫、「中學西」、「西學中」、非醫學科學工作者等兼而有之。

更為專業的學術團體——中國中西醫結合研究會成立於一九八一年，繼續強調加強中西醫結合研究，並細化和深入到中西醫結合的思路方法、臨床療效、藥物劑型、基礎理論等多層次多學科的研究，實現中西醫的融會貫通，促進醫學科學的繁榮進步，發展具有中國特點的新醫藥學。

這一時期的理論建設趨向系統縝密，中西醫結合開始成為一個獨立的學科。中西醫結合的具體方式和途徑也貫通理論和應用，並呈現出多層次多形式的深度結合。一九六〇年中國衛生部《關於全國西醫學習中醫經驗交流座談會情況的報告》總結了當時中西醫結合的形式，主要包括以下幾種。

第一，用中醫的理論和西醫的方法，結合臨床，對某些疾病進行綜合性的研究，使中西醫學術進行交流，並開始產生出新的理論；

第二，用生理學等現代基礎醫學研究中醫學術，進而推動基礎醫學科學的發展；

第三，在中西醫結合治療病人的過程中，系統整理臨床經驗，從一種病到多種病以致整個科，總結中西醫結合的防治辦法和臨床治療規律，並逐步深入到理論研究，以逐步形成新的臨床醫學體系；

第四，用現代自然科學方法，從物理學、化學等方面對中醫進行整體研究，以豐富醫學科學內容並產生出新的學科。

這些研究方式和方法不僅是西元一九五〇到一九八〇年中西醫結合的主要方式，還一直沿用至今。

這一時期，中西醫結合不僅在基礎理論建設上有相當進展，在臨床和藥物方面的研究也陸續開展，並取得了令人矚目的成就。如中西醫結合治療急腹症、骨折、心臟血管疾病，都有顯著療效，用中西醫貫通的思想和實驗科學的方法來研究針灸經絡、針灸麻醉、寒熱本質和臟象實質等傳統中醫課題也取得突破，顯示出中西醫技術結合和理念結合的有效性，以及中西醫結合研究的優越性和中西醫結合醫學的生命力。

第三階段：一九八〇年至今

一九八〇年以後，中西醫結合研究進入新階段，基礎理論研究和臨床研究都取得顯著進展，學科建設成就斐然。

作為一門全新的沒有前人經驗可借鑑的學科，中西醫結合研究在發展過程中難免遇到一些困難和阻礙，也向研究者提出了挑戰。在新的歷史時期，研究者廣泛吸收西方學術思想，對中西醫結合的出路和方式展開了更深層次的思考，並形成了一些理論成果，豐富了中西醫結合的基礎理論和方法論建設。

二〇〇一年，學者陳可冀撰文〈中西醫結合的原則和實踐〉，論述了中西醫結合在研究和實踐中應遵循的原則，指出中西醫結合必須面向現代化、面向世界；堅持繼承互補整合的原則，不能偏廢一方；必須尊重傳統思維，再結合循證醫學，將個人經驗與科學研究結論結合起來；還要應用現代醫學理論和方法，結合中醫學理論，重視中醫辨證論治的個體化醫療；在應用中要注意尋找中西醫之間的結合點與交叉點，開拓中西醫結合的空間。這篇文章闡明了中西醫結合研究的重要問題，為前行指明了方向。

同時，關於「中西醫結合」與「中西醫結合醫學」概念的探討、對中藥研究方法的思考，以及症候研究、經絡研究等的相關思考都紛紛展開，鞏固充實了中西醫結合研究基礎理論和方法論體系。

這一時期的基礎理論建設還呈現出不同以往的新特點。之前的中西醫結合理論研究，往往是用西醫理論來驗證中醫理法方藥的有效性。而隨著中西醫結合研究的發展，研究者發現有一些新現象和新意識單用中醫理論或西醫理論無法解釋，因而提出了一些具有中西醫結合特徵的新概念和新理論。

「病理性腎虛」、「脾虛症候群」等中西醫結合病理學概念，「總體辨證」、「個體辨證」、「辨證微觀化」等中西醫結合診斷治療學概念，都是在融會中西醫學理論基礎上產生的新概念，象徵著中西醫結合理論研究的不斷深入。

在臨床研究中，初步運用動物模型和實驗研究觀察的方法，將病症研究和經絡研究推到一個更為深入的層次。在診療方式上，以「病症結合」為主，對於臨床各科常見病的診治療效顯著，在防治心腦血管疾病、肝病、糖尿病、風溼病、血液病、呼吸病、消化病以及治療老年、婦女、兒童的各種疾病上都取得了重大進展，也開拓了中西醫結合的研究領域。

這一時期中西醫結合學科建設的重大進展還表現在各類中西醫結合機構的建設。隨著中西醫結合的不斷發展，幾十年間中國各類中西醫結合機構，包括醫療機構、研究機構、教育機構不斷增多，規模也越來越大，為中西醫結合醫療、科學研究和教學提供了必要的基地和平臺。

此外，中國中西醫結合學會的成立和各種中西醫結合學術期刊的出版，為中西醫結合研究和學術交流、促進中西醫結合學科發展作出了重要貢獻。

隨著中西醫結合醫學理論和應用的快速發展，影響也越來越大，不僅在當地衛生事業中占有重要地位，而且產生了廣泛的國際影響，促進了國際結合醫學的發展。綜合中西醫學之長的中西醫結合醫學以其先進性，昭示了未來整體醫學發展的方向。

第四節　改革創新，多元發展——中醫的現狀和前途

在西醫蓬勃發展和中西醫結合醫學茁壯成長的同時，中醫也沒有停止前進的腳步。近年來，中醫結合現代醫學理論和傳統經驗，不斷創新，推動了中醫基礎理論的發展，在臨床應用上也取得一定成就，並且產生了國際化影響。

中醫正朝著現代化科學化醫學的道路大步邁進，但同時也存在一些問題，還有待於中醫研究者們進一步思考和解決。

◆理論創新

一九九六年開始，中醫學界對一些傳統的中醫理論，如中醫氣本質、經絡實質、陰陽、五行、藏象以及中醫哲學觀等，有了新的解讀和解說。這是一場促進中醫基礎理論走向現代化和科學化的理念革新，是中醫基礎理論的創造性發展。

這一時期的理論創新成果主要包括：氣本質的現代解說、陰陽的現代數理定義、中醫分形集、中醫新哲學觀、病症研究等。

鄧宇等借用現代科學的概念闡釋傳統概念「氣」，揭示氣是流動著的能量、物質的混合統一體、廣義波。

陰陽的現代定義揭示了陰陽的實質與基礎就是宇宙的「信-能-物-結構-功能-空時(氣)」等大統一的物質實體與非物質屬性的總括反映，並構造了陰陽的數理、哲學、邏輯學定義與運算等創新方法和概念。

中醫分形集闡述了陰陽分形集——陰陽集的分形分維數，五行分形集——五行集的分維數，藏象分形五系統——新系統、肝系統、脾系統、肺系統、腎系統，經絡系統的分形集與分形經絡。

在對中醫分形集思考論述的基礎上誕生了中醫整體觀、辨證觀之外的新哲學觀：相似觀(分形論)。這是取象比類、象數學、取數比類的現代化和科學化演繹，是透過類比、象徵方式，運用帶有感性、形象、直觀的概念、符號，表達對象世界的抽象意義、掌握對象世界連繫的思維方法。

病症研究也取得了突破性進展，運用現代醫學理論，對中醫證的概念、病與證的關係、病與證的統一性原理、中醫證的本質和發病學機理、中醫診斷和治療疾病的現代醫學原理、中醫證的發病學機理與複方中藥的作用機理之間的關係等問題進行了現代闡釋。

這些創新成果不僅促進了中醫理論與現代科學的接軌，也為中醫的診斷治療等臨床應用確立了指導思想。

◆臨床應用

現代中醫在診療方式和手法上既繼承了傳統中醫精髓，又與時俱進，借鑑和學習現代治療方式，提高中醫的診療效果。

在診斷治療疾病時，中醫主要採取辨證論治的方法，就是透過望、聞、問、切四診收集病狀和體徵，加以分析，辨清病因、性質、病變部位，以及正邪之間的關係，綜合判定為某種性質的「證」，從而探求到疾病的本質，並在此基礎上確定治療原則和具體治法。

中醫的治療方法多種多樣，既有藥物療法，又有非藥物療法。

藥物治療又包括內治法和外治法，所謂內治就是藥物內服，外治則有外敷、熱敷、燻洗等方法。近年來又湧現出一批傳統藥物注射製劑，被用於肌肉和靜脈注射，起效更快，吸收更好。

非藥物療法則主要有針灸、拔罐、推拿、按摩、氣功等，以及以藥膳為代表的食療。

中醫療法的直接目標是平衡人體正邪二氣，在具體治療方式和用藥的選擇上根據病情不同或攻或補，或攻補兼施，傳統中醫的臨床攻補八法「汗、吐、下、和、溫、清、補、消」一直沿用至今。

同時，中醫治療以整體觀為指導，關注的不僅是祛除疾病，還特別注意患者自身機能的提高，所以治療過程往往輔以情緒控制方面的指導和運動的建議，以恢復患者身心的健康為目標。

隨著中西醫結合醫學的不斷發展，中醫也從中借鑑了許多診斷治療方式，或利用現代醫學檢測方法輔助中醫辨證診斷，兼用中西藥進行治療，或利用中西醫的結合點改進創新藥物用品和治療工具，像小針刀、傳統藥物注射針劑、科學中藥等，都是現代中醫在中西醫結合的生長點上不斷推陳出新的產物。

在療效的驗證上，傳統中醫一般是根據脈象和病症在服藥前後的變化來判斷療效。現代中醫學則建立多種實驗動物模型或進入臨床人體實驗，透過對比試驗來驗證中藥或方劑的療效。

成就與影響

現代中醫在理論創新和提高臨床應用效果方面作出的努力，有效地推進了中醫的發展和中醫學科的建設。

中醫基礎理論、中醫診斷學、中藥學、方劑學、溫病學等基礎中醫學科和中醫內科、外科、婦科、兒科、針灸科、骨傷科、推拿科、眼科、耳鼻喉科，以及中西醫結合醫學、氣功科、中醫護理等臨床中醫學科都有相當程度的發展，各層級的中醫院和綜合醫院的中醫門診與病房得以建立，並在許多病症的治療上顯示出了西醫難及的優勢。

作為與西醫、中西醫結合醫學並存的三大醫療力量之一，中醫在中國的衛生事業中占據重要地位並作出了重要貢獻。

在中醫藥歷史比較悠久的亞洲各國，中醫已經成為很多國家衛生保健事業的重要組成部分，如泰國政府透過中草藥議案，承認中醫藥的合法地位，越南很早就提出東醫與中醫相結合，日本則對漢方醫學的應用和研究給予了越來越多的關注和支持。

在西方各國，中醫也逐漸被承認和接受。在美國，大眾和醫學界都逐漸承認了中醫安全有效和廣泛通用的特點，越來越多的美國人願意接受中醫治療，中藥得到青睞，針灸也逐漸合法化；在英國，中草藥、針灸等各種中西醫結合療法蓬勃興起；在德國，許多醫生學習中醫針灸並將針灸作為臨床治療的重要方法；由於中醫醫療效果顯著，歐洲保險業者開始將針灸治療納入保險範圍，歐盟各國還成立了中國醫學聯盟。

中醫在世界範圍內也得到越來越廣泛的認可和支持，世界衛生組織對針灸的作用進行了調研，證實了針灸治療多種病症的有效性。二〇〇二年世界衛生組織發表了《2002-2005傳統醫藥研究全球策略》，邀請全球一百八十多個國家將替代醫學（中醫屬於替代醫學）納入該國的醫療政策。這些認可與支持都反映了中醫傳統經驗與現代革新的珍貴價值。

◆ 問題與解決方案

中醫在近現代的發展並不是一帆風順的，尤其清末以來，隨著列強入侵中國，西方醫學大量湧入，嚴重衝擊了中醫的發展。在救亡的歷史背景和西方醫學體系的參照下，改革中醫的呼聲越來越高，有人甚至認為實現醫學現代化就必須廢除中醫。

從俞樾發表《廢醫論》到國民政府廢止舊醫，廢除中醫之說不絕於耳，甚至一直延續至今。二〇〇五年，中南大學張功耀教授發表了《告別中醫中藥》，將中醫存廢之爭推向了新高潮。

中醫存廢之爭的關鍵問題是中醫學是否屬於科學。

一些學者認為，中醫理論缺乏科學性，四診法也沒有確切的科學實驗依據證實其有效性，不能算是一門科學，在醫學現代化科學化的今日，已經跟不上時代的發展。

還有一些學者客觀地看待中醫，認為按照現代科學劃界標準來說，中醫的本質雖不是科學的，但也不是偽科學，它有超脫科學的可貴的一面，並且可以用現代的科學方法研究和發揮部分中醫理論。

針對「中醫不科學」的說法，二〇〇五年十一月十九日，中國中醫研究院更名為中醫科學院，對這一論爭作出回應，表明了官方的態度。但論爭仍未平息，中醫學是否歸屬於科學、中醫藥是否有效，仍備受主流科學界的質疑。

面對中醫存廢之爭，中醫界人士意識到，中醫要在現代醫學科學為主流的環境中生存下去，就必須找到自己的道路，由此展開了關於中醫發展出路的思考。

一些學者認為，中醫必須改革，向現代化科學化的方向轉變，才能適應現代科學的發展和社會的需求，否則就會被淘汰。要實現中醫現代化，就要用現代醫學科學理論對中醫傳統理法進行改革、理解和解釋。這一方向曾經是衛生部努力倡導的，持論者眾多。

但是目前實現中醫的現代化、國際化也存在一些困難和問題。對理論研究的重要性、決定性作用知識不夠，未能掌握住中醫藥理論現代化研究的特點，造成了研究的錯位，未能及時建立起科學的力量和假說來指導應用研究，理論思維存在偏差，精通多學科的複合知識型人才匱乏等結果。

以何足道、賈謙等為代表的學者則認為，雖然現階段中醫的價值沒有得到應有的重視，但隨著社會的進步和科學的發展，中醫傳統理論和技術的科學性必將顯現出來並得到理解，其潛力也將更多地發揮出來。因此他們堅持復興中醫傳統，保持中醫的純粹性。

中醫現代化和復古主義的觀點看似矛盾，但都是出於更好地保存和發展中醫的共同目的，也都有各自立場上的合理性。

除這兩個方向之外，中醫界對中醫的發展還提出了其他建設性意見。如鄧鐵濤等堅持中醫的辨證施治原則，這是學院派中醫的最初方向；以中西醫結合學會會長陳可濟為代表的學者則認為，未來醫學的發展方向是中西醫結合，因此堅持走中西醫相結合的道路；聶文濤在《現代中醫學主張》中發表了現代中醫學的宣言，他認為，追求形式沒有意義，解決問題才是最主要的目的，只要中醫學確實有實用性功效就不會滅亡，因此主張用中醫方法分析各種醫學數據，努力治療疾病。

在各種爭鳴中，眾多學者就中醫的發展方向和前景作了深入思考和探索，雖然沒有取得一致性意見，也尚未找到中醫的最佳出路，但不同方向的思考和努力仍然造成了啟用中醫學研究領域的作用，對中醫學的繼續發展有重要的參考和指導意義。

作為一種古老而又常新的醫學體系，中醫在數千年的發展中曾挽救了無數人的生命，解除了無數人的苦痛，對維護人體健康作出了重大貢獻，並將繼續作出貢獻。儘管中醫的現代發展遇到了一些困難和阻礙，但相信在醫界人士和大眾的共同努力下，必能找到適應時代趨勢的最佳方針，中醫也必將在未來繼續煥發光彩。

電子書購買　爽讀 APP

國家圖書館出版品預行編目資料

懸壺千年，中醫的傳承與濟世之道：流傳五千載的古老醫術，是毫無根據的迷信陋習，還是蘊含智慧的醫療瑰寶？ / 過常寶 著 . -- 第一版 . -- 臺北市：崧燁文化事業有限公司 , 2024.05
面；　公分
POD 版
ISBN 978-626-394-259-2(平裝)
1.CST: 中醫史
410.92　113005342

懸壺千年，中醫的傳承與濟世之道：流傳五千載的古老醫術，是毫無根據的迷信陋習，還是蘊含智慧的醫療瑰寶？

臉書

作　　者：過常寶
發 行 人：黃振庭
出 版 者：崧燁文化事業有限公司
發 行 者：崧燁文化事業有限公司
E-mail：sonbookservice@gmail.com
粉 絲 頁：https://www.facebook.com/sonbookss/
網　　址：https://sonbook.net/
地　　址：台北市中正區重慶南路一段六十一號八樓 815 室
Rm. 815, 8F., No.61, Sec. 1, Chongqing S. Rd., Zhongzheng Dist., Taipei City 100, Taiwan
電　　話：(02) 2370-3310　　傳　　真：(02) 2388-1990
印　　刷：京峯數位服務有限公司
律師顧問：廣華律師事務所 張珮琦律師

定　　價：350 元
發行日期：2024 年 05 月第一版
◎本書以 POD 印製